社区中西医外科
适宜诊疗技术手册

主　编　朱　吉　马恰怡
副主编　王　磊　陈　戈
编　者（按姓氏首字母拼音排序）
　　　　曹莲瑛　陈　戈　龚　政　林　晖
　　　　马恰怡　孟魏魏　孙　健　唐　新
　　　　王　磊　邢佳莉　虞莉青　张　宸
　　　　庄　军　周　健　周　媛　朱　吉
　　　　朱　滢
学术秘书　陆娟懿

复旦大学出版社

内容提要

本书基于全科医生能力培训大纲，以病种为单位，结合上海市长宁区天山中医医院及上海中医药大学附属其他医院的专家资源，总结、提炼诊疗技术，全面介绍了十多种社区常见多发病、常见病的外科中西医常用诊疗技术，尤其重点对病种的诊断与鉴别、各项操作的适应证进行了重点介绍，对社区全科医生了解常见病外科诊疗技术、进一步提高诊疗水平、更好地提升患者服务获得感，具有重要参考意义。

序

中西医结合是中、西医学的交叉领域,也是我国医疗卫生事业一项长期的工作方针。从20世纪50年代开始,中、西医学者们在疾病的中西医结合诊断、治疗、药物研发、基础理论研究等方面进行了不懈的研究与实践,不仅在临床医疗和预防保健等方面应用广泛,而且还涌现出一批优秀的研究成果,如青蒿素治疗疟疾、中西医结合治疗骨折、活血化瘀研究、针刺镇痛与麻醉等。

众所周知,中医与西医在治疗方法上各有所长。中医有中药、针灸、推拿、按摩、耳穴、药熨等多种方法;西医有药物、理疗、介入等方法,还有其他各种手术疗法。在疾病诊治过程中,将中西医结合联用,往往是优势互补,疗效显著提高。因此,中西医结合受到人民群众的广泛欢迎和医护人员的重视。

在现代医学高度发达的今天,中西医结合不但是东、西方两种文化认知的汇聚,也是医学向更高境界提升和发展的一种必然趋势。我国实施医疗改革以来,基层医疗服务体系不断完善,基层常见病、多发病的诊治水平不断提高。而中医药作为我国特有的资源,在基层医疗服务中具有巨大的优势和创新的潜力。随着医改的不断深入,社区百姓对中医药服务的需求不断增加,这也对社区基层医师和全科医师提出了新的诊疗技术要求。

本书由具有丰富的中西医结合临床诊疗经验的外科、骨伤科、肛肠科等专家编写，对临床常用且有效的中医、西医适宜技术进行总结并予以推广，是适用于基层医师、全科医师学习和掌握常见外科、骨伤科、肛肠科疾病的诊断及中西医结合治疗、中医适宜技术的初级读本和参考书。相信本手册的出版，将促进和提高社区常见疾病的中西医结合诊疗水平。

上海市卫生健康委员会中医药服务
监督管理处处长

2020 年 3 月

前　言

为了提升社区基层医师和全科医师中西医结合临床技能与服务能力，丰富社区外科、骨伤科、肛肠等疾病的中医治疗手段，上海市"治未病"发展研究中心组织外科、骨伤科、肛肠科等临床专家，编写了《社区中西医外科适宜诊治技术手册》，用于指导社区卫生服务机构医师和全科医师开展中西医结合治疗社区常见的外科、骨伤科、肛肠科疾病。

本手册编委均长期从事中西医结合相关专业临床诊疗工作，擅长在外科、骨伤科、肛肠科常见疾病的临床诊疗过程中，开展中医适宜诊疗技术。主要遴选社区常见的外科、骨伤科、肛肠科等疾病，如乳腺炎、乳腺增生病、外科急腹症、痔疮、便秘、腰肌劳损、腰椎间盘突出症、颈椎病、骨折、膝骨关节炎等，结合中医、西医相关理论和临床实践经验，对疾病的临床症状、诊断、治疗等方面进行论述，重点阐述了中医、西医适宜诊疗技术的适应证、技术要点及注意事项。全书共分13章，中、西医理论与适宜技术相互结合，有助于指导和提升社区医师、全科医师的医疗实践和临床技能。

本书主要面对基层医师和全科医师阅读参考。

编者
2020年3月

目　　录

前言 ·· 1

第一章　**神经根型颈椎病** ·· 1
　　第一节　概述 ··· 1
　　第二节　临床表现 ··· 2
　　第三节　诊断要点 ··· 2
　　第四节　中医适宜治疗技术 ·· 4
　　第五节　西医适宜治疗技术 ·· 7

第二章　**急性乳腺炎** ··· 11
　　第一节　概述 ·· 11
　　第二节　临床表现 ·· 11
　　第三节　诊断要点 ·· 12
　　第四节　中医适宜治疗技术 ··· 13
　　第五节　西医适宜治疗技术 ··· 16

第三章　**浆细胞性乳腺炎** ·· 18
　　第一节　概述 ·· 18
　　第二节　临床表现 ·· 19
　　第三节　诊断要点 ·· 20
　　第四节　中医适宜治疗技术 ··· 22

第五节　西医适宜治疗技术 …… 25

第四章　腰肌劳损 …… 27
第一节　概述 …… 27
第二节　临床表现 …… 28
第三节　诊断要点 …… 29
第四节　中医适宜治疗技术 …… 29
第五节　西医适宜治疗技术 …… 34

第五章　腰椎间盘突出症 …… 38
第一节　概述 …… 38
第二节　临床表现 …… 40
第三节　诊断要点 …… 42
第四节　中医适宜治疗技术 …… 44
第五节　西医适宜治疗技术 …… 49

第六章　外科急腹症 …… 51
第一节　概述 …… 51
第二节　中医疗法和药物的应用 …… 51
第三节　针刺、耳针及穴位注射的应用 …… 56
第四节　西医疗法及药物的应用 …… 58

第七章　股骨颈骨折 …… 62
第一节　概述 …… 62
第二节　临床表现 …… 62
第三节　诊断要点 …… 63
第四节　中医适宜治疗技术 …… 65
第五节　西医适宜治疗技术 …… 67

第八章 股骨粗隆间骨折 ········ 68
- 第一节 概述 ········ 68
- 第二节 临床表现 ········ 68
- 第三节 诊断要点 ········ 69
- 第四节 中医适宜治疗技术 ········ 71
- 第五节 西医适宜治疗技术 ········ 73

第九章 膝骨关节炎 ········ 74
- 第一节 概述 ········ 74
- 第二节 临床表现 ········ 76
- 第三节 诊断要点 ········ 78
- 第四节 中医适宜治疗技术 ········ 81
- 第五节 西医适宜治疗技术 ········ 87

第十章 乳腺增生病 ········ 91
- 第一节 概述 ········ 91
- 第二节 临床表现 ········ 92
- 第三节 诊断要点 ········ 93
- 第四节 中医适宜治疗技术 ········ 94
- 第五节 西医适宜治疗技术 ········ 95

第十一章 痔疮 ········ 98
- 第一节 概述 ········ 98
- 第二节 临床表现 ········ 99
- 第三节 诊断要点 ········ 100
- 第四节 中医适宜治疗技术 ········ 101
- 第五节 西医适宜治疗技术 ········ 109

| 第十二章 | **便秘** ································· | 115 |

第一节　概述 ································· 115
第二节　临床表现 ······························ 116
第三节　诊断要点 ······························ 117
第四节　中医适宜治疗技术 ························ 120
第五节　西医适宜治疗技术 ························ 126

| 第十三章 | **肛周脓肿** ······························· | 130 |

第一节　概述 ································· 130
第二节　临床表现 ······························ 130
第三节　诊断要点 ······························ 131
第四节　中医适宜治疗技术 ························ 132
第五节　西医适宜治疗技术 ························ 135

第一章

神经根型颈椎病

第一节 概述

颈椎病多数是因长期低头工作、感受风寒、年老体虚等所致。常见颈肩及上肢疼痛麻木,或伴有眩晕,步行无力等表现。

随着年龄的增长,颈椎间盘发生退行性变、髓核脱水,纤维环弹力减退并变形。骨板变性、变薄,椎间隙变窄,周围韧带松弛,椎体失稳而位移,钩椎关节增生及关节突等继发性改变,这些结构变化均可使颈椎椎管或椎间孔变形狭窄,直接刺激、压迫脊神经根、脊髓椎动脉及交感神经等,亦可引起椎基底动脉供血不足,从而引起相应的临床症状。颈部外伤、劳损或风寒湿邪侵袭,也能使颈椎间盘组织及骨与关节逐渐发生退行性变。

颈椎病根据临床症状可大致分为颈型、神经根型、脊髓型、椎动脉型、交感神经型、混合型。其中神经根型颈椎病较常见,是指颈椎间盘组织退行性改变及其继发病理改变累及神经根,并出现相应节段的上肢放射性疼痛、麻木等临床表现。其发生率仅次于颈型,多见于30~40岁者,一般有颈部外伤史,无明显外伤史而起病缓慢者多与长期低头或伏案工作有关。发病主要由颈椎体侧方骨质增生,尤其是钩椎骨刺伸入椎间孔内,使颈神经根受刺激或压迫,其中以C6、C7神经根受累多见。

神经根型颈椎病在我国传统医学无对应的名称,相应描述散见于"痹证""项强""头痛""颈筋急""颈肩痛""项痹病"等范畴。中医认为颈痹的发生常与伏案久坐、跌仆损伤、外邪侵袭或年迈体弱、肝肾不足等有关。本病病位在颈部筋骨,与督脉、手足太阳经、少阳经脉关系密切。其基本病机是筋骨受损,经络气血阻滞不通。颈部感受风寒,气血闭阻;或劳作过度、外伤,损及筋脉,气滞血瘀;或年老肝血亏虚、肾精不足,筋骨失养,皆可使颈部经络气血不利,不通则痛。

第二节 临床表现

疼痛为神经根型颈椎病的主要症状。急性期患者活动头颈部可以引起颈、肩、臂部痛,或呈上肢放射痛,疼痛为酸痛、钝痛或灼痛,伴有针刺样、刀割样或电击样痛,常伴有手指麻木感,晚间可因疼痛加重而影响休息。颈部过伸、过屈或咳嗽、打喷嚏、大便时疼痛可加剧。少数患者需用手保护患部,防止触碰颈部加重症状。急性期患者需做影像学检查,明确颈椎间盘是否突出,慢性期患者多感颈部或肩背部酸痛、上肢根性疼痛或指端有麻木感。此外,尚有上肢肌力减弱、肌肉萎缩。部分患者患肢可呈现肿胀,皮肤颜色暗红或苍白。风寒及劳损可为发病的诱因,但部分患者无明显诱因。神经根型颈椎病患者绝大多数是单一神经根受到压迫,只有0.20%的患者出现两侧神经根受累。各节段神经根发病率为:C7神经根最常受累(43%～69%),其次为C6神经根(18%～28%)、C8神经根(6%～13%)和C5神经根(2%～7%)。T1神经根虽然参与构成臂丛,但因其处于T1～T2椎间孔内,很少受累。

第三节 诊断要点

一、体征

神经根型颈椎病患者查体可见颈部发僵、肌肉紧张、痉挛,生理性前凸减小。严重病例甚至头部处于强迫位置,如向前向健侧轻屈等。病变椎间盘相应的颈椎横突下方、棘突、棘突旁等部位可以有深压痛,患侧肩胛内上角和内缘也可有压痛点,并向相应的神经根分布区扩散。颈部活动受限,以仰头及头部向病侧弯曲时活动受限最为明显。

此外,在不同的部位还可以有感觉减退或过敏、肌肉萎缩或肌腱反射减弱等表现。上肢肌力减弱为运动神经受损引起,表现为患者持物费力,甚至脱落。

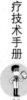

肢体骨骼肌由两根以上的神经共同支配,若单独神经受损表现为轻度肌力减弱,若为主要的神经根受累,则可出现明显的运动功能障碍。颈椎间盘退变后两侧后方突出或钩椎关节出现增生,可刺激或压迫相应节段的神经根,并出现相应的临床表现。

C3~C4 椎间隙以上的病变,可刺激或压迫 C3 或 C4 神经根,患者常感颈部疼痛,并向头枕部放射,风池穴附近可有压痛,枕部皮肤麻木。但一般 C3~C4 椎间隙以上节段出现退行性变而发生颈椎病者较少见。

C4~C5 椎间隙病变,可刺激或压迫 C5 神经根,患者常感疼痛经肩顶部、肩胛骨内缘上部、肩部、放射至上臂外侧,很少到前臂。医生检查时,发现肩部及上臂外侧可有痛觉过敏或痛觉减退区,上臂外展、上抬的三角肌肌力减退,严重者可发现肩部的三角肌、斜方肌及冈上肌的肌肉萎缩,失去正常丰满的外形而塌陷。

C5~C6 椎间隙的病变,可刺激或压迫 C6 神经根,患者除颈部、肩胛骨内缘、肩部、前胸部疼痛、麻木外,还可放射至上臂外侧、前臂桡侧(前臂的拇指侧),以及拇指和示指。医生检查时,可发现上臂外侧、前臂桡侧,以及拇指和示指痛觉过敏或减退,屈肘力量(肱二头肌)较弱,肱二头肌腱反射减退,肱桡肌腱反射减弱或消失,严重者可出现肱二头肌萎缩。

C6~C7 椎间隙病变,可刺激或压迫 C7 神经根,患者感觉疼痛沿颈肩上臂放射至前臂背侧、示指及中指。医生检查时,可发现患者示指和中指痛觉过敏或减退,伸肘力量减弱,肱三头肌腱反射减弱或消失;伸腕与伸指肌力有时也可减弱。

C7 与 T1 椎间隙的病变,可刺激或压迫 C8 神经根,患者疼痛在颈部、肩部、肩胛骨内下缘,并常沿着上臂内侧和前臂尺侧(即前臂的内侧或小指侧)放射至无名指和小指,手的精细活动功能障碍。医生检查时,可发现患者小指和无名指痛觉过敏或减退,示指、中指、无名指与小指屈曲,以及分开与并拢的力量常有减弱,严重者可见手部肌肉萎缩明显,一般无腱反射改变。

二、特殊检查

特殊检查包括:臂丛神经牵拉试验阳性;椎间孔挤压试验(压顶试验)阳性;腱反射肱二头肌腱和肱三头肌腱反射活跃,或者反射减退甚至消失。以上检查均宜采用双侧对比。

三、影像学检查

X线正位片可见钩椎关节增生;侧位片可见颈椎生理前凸消失或反弓,椎间隙变窄,椎体前后缘有骨质增生,项韧带可有钙化现象;过伸过屈位片可显示病变节段不稳定,病变节段在屈伸时活动过度;颈椎斜位片可见钩椎关节有骨刺形成,并突向椎间孔,使椎间孔变小。磁共振或CT检查可显示椎间盘突出、神经根管狭窄及神经根受压的表现。

四、鉴别诊断

凡有颈、肩、上肢痛并有颈脊神经体征者均应进行鉴别诊断,如颈部扭伤、颈肩肌筋膜炎、肩周炎、网球肘、膈肌刺激征、腕管综合征等。有些疾病通过X线摄片检查即可鉴别诊断,如颈椎结核、颈椎骨髓炎、颈椎肿瘤、肩周炎和颈椎骨折、脱臼等。此外,还应与风湿痛、胸廓出口综合征、锁骨上肿瘤、进行性脊髓性肌萎缩、心绞痛等进行鉴别诊断。

第四节 中医适宜治疗技术

一、药物治疗

(一) 风寒湿证

1. 证候 颈、肩、上肢窜痛麻木,以痛为主,头部有沉重感,颈部僵硬,活动不利,恶寒畏风。舌淡红,舌苔薄白,脉弦紧。

2. 治法 祛风散寒,通络止痛。

3. 主方 桂枝加葛根汤或葛根汤(《伤寒论》)加减。

4. 中药 葛根、麻黄、桂枝、白芍、甘草、生姜、大枣等。

5. 成药 风湿骨痛胶囊,每日2次,每次4粒。

(二) 气滞血瘀证

1. 证候 颈肩部、上肢刺痛,痛处固定,伴有肢体麻木。舌暗,舌苔薄,脉弦。

2. 治法 活血化瘀,行气止痛。

3. 主方 桃红四物汤(《医垒元戎》)加减。

4. 中药 秦艽、川芎、桃仁、红花、熟地黄、白芍、当归、五灵脂、香附、牛膝、羌活、没药、地龙等。

5. 成药 颈舒颗粒,每日3次,每次1袋。

(三)肝肾不足证

1. 证候 眩晕头痛,耳鸣耳聋,失眠多梦,肢体麻木,面红目赤。舌质红少津,舌苔薄,脉弦。

2. 治法 补益肝肾,通络止痛。

3. 主方 独活寄生汤(《备急千金要方》)加减。

4. 中药 仙茅、仙灵脾、知母、黄柏、巴戟天、当归、独活、桑寄生、杜仲、牛膝、细辛、秦艽、茯苓、肉桂、防风、川芎、人参、芍药、甘草等。

5. 成药 仙灵骨葆胶囊,每日3次,每次2粒。

(四)气血亏虚证

1. 证候 头晕目眩,面色苍白,心悸气短,四肢麻木,倦怠乏力。舌淡,舌苔薄,脉细弱。

2. 治法 补益气血,养筋止痛。

3. 主方 八珍汤(《丹溪心法》)加减。

4. 中药 白术、茯苓、黄芪、龙眼肉、酸枣仁、人参、木香、甘草、当归、远志、川芎、熟地黄、白芍等。

5. 成药 八珍胶囊,每日2次,每次3粒。

二、针刺治疗

(一)操作准备

1. 备齐用物 1~1.5寸毫针,75%乙醇棉球,治疗盘等。根据患者体质、肥瘦及腧穴部位选择针具规格。

2. 安置体位 患者取坐位或俯卧位,松解衣物,暴露治疗部位,注意保护隐私,注意保暖。

(二)操作流程

(1)选穴:主穴为大椎穴、天柱穴、后溪穴、颈夹脊穴。如出现枕大神经痛,取 C2~C4 夹脊穴;肩外沿连上臂外侧痛,伴有前臂桡侧至手腕有窜麻及酸麻感,取 C4~C5 夹脊穴;若疼痛窜麻至拇指、示指,取 C5~C6 夹脊穴;疼痛窜麻至中指、无名指,取 C6~C7 夹脊穴;疼痛窜麻至无名指、小指,取 C7、T1 夹脊穴。

辨证选穴:风寒湿型加合谷穴;气滞血瘀型加膈俞穴;肝肾不足型加三阴交穴;气血亏虚型加足三里。

(2) 用 75％乙醇棉球常规消毒。

(3) 医者以 30 号 1~1.5 寸毫针,采用爪切或夹持进针法,从夹脊穴快速刺入棘突根部,有沉紧感后进行调气,平补平泻,使得气感向患者项、肩、臂传导。深度为 0.5~1.2 寸,捻转补泻每穴每次 2 分钟,要求有麻电感,其中针刺后溪穴时,方向应朝合谷穴方向透刺,使针感向掌背手指及肩肘放射。

(4) 接 G6805-Ⅱ型电针仪,连续波,频率为 40 Hz,电流强度 2 mA。

(5) 治疗时间为 20 分钟。

(三) 注意事项

针刺部位进行严格消毒,防止感染。针刺过程中若出现晕针反应,立即停止针刺,将针全部取出,辅助患者平卧,头低足高位,口服温开水或白糖水。拔针后按压穴位,若出现血肿,可先冷敷止血,再热敷促进吸收。

(四) 疗程疗效

针灸治疗每日 1 次,10 次为 1 个疗程。针灸治疗能有效缓解局部疼痛、上肢放射性痛或麻木感、头晕等症状。但由于刺激或压迫的组织不同、程度的差异,以及选穴和针灸操作上的差异,患者的疗效可能出现差异。一般而言,针灸治疗对于颈型、神经根型、椎动脉型颈椎病效果良好,脊髓型和交感神经型颈椎病的针灸疗效较差。

三、手法治疗

(一) 操作准备

安置体位:患者取端坐位,颈部自然放松,松解衣物,暴露治疗部位,注意保护隐私,注意保暖。

(二) 操作流程

1. 舒筋法 医者用两手掌根部,从头部开始,沿斜方肌、背阔肌、竖脊肌的纤维方向,分别向项外侧沟及背部分筋。手法由轻到重,再由重到轻,反复 8~

10次。

2. 提拿法 医者用双手或单手提拿颈后、颈两侧及肩部的肌肉,反复3～5次。

3. 揉捏法 医者站立于患者后侧,以双手拇指或掌侧小鱼际置于患者颈后两侧,着力均匀、上下来回揉捏10～20次。

4. 点穴拨筋法 医者用中指或拇指点按天宗、合谷、阳溪、曲池和阿是穴等,以有麻窜、酸胀感为宜。继之拨腋下的臂丛神经、桡神经和尺神经,以麻胀传感至手指端为宜。在背部拨脊柱两侧的竖脊肌,沿该肌垂直方向从外向内拨3～5次。

5. 端提运摇法 医者立于患者后侧,双手置于患者颈项部,用力向上端提,并慢慢用力使其头部向左右两侧各旋转30°～40°,重复2次。

6. 拍打叩击法 医者分别在项背部及肩胛部用手掌或双拳进行拍打、叩击,反复3～5次,使筋骨、肌肉舒展或缓解。

(三) 注意事项

手法操作时,要注意动作宜轻柔和缓,力度适中,不宜粗暴、猛烈地旋转头部,以免发生寰枢椎骨折、脱位或椎动脉在寰椎上面被枕骨压伤等;更不宜做颈侧方用力的推扳手法,以免引起脊髓损伤、四肢瘫痪,这对有动脉硬化的老年患者尤应注意。此外,在麻醉下进行颈椎按摩、推拿是非常危险的,必须禁忌。

(四) 疗程与疗效

推拿手法治疗一般隔日1次,7次为1个疗程。其对颈椎病的治疗作用有:①疏通经络,止痛止麻;②加宽椎间隙扩大椎间孔,整复椎体滑脱,解除神经压迫;③松解神经根及软组织粘连,缓解症状;④缓解肌肉紧张及痉挛,恢复颈椎活动;⑤减少肌肉萎缩,防止关节僵直和关节畸形。

第五节 西医适宜治疗技术

一、非手术治疗

约90%的颈椎病患者经过非手术治疗可获得痊愈或缓解,所以,绝大多数神经根型颈椎病宜采用非手术治疗,只有少数患者需要手术治疗。神经根型颈椎病在急性期(发病2周以内)症状较重,疼痛剧烈。应即刻卧软垫硬板床休息,颈围制动。

(一) 药物治疗

药物治疗方面,可给予非甾体类镇痛药,如双氯芬酸钠 25 mg 口服,每日 3 次,或吲哚美辛栓 25 mg 纳肛(直肠给药),每日 1 次。必要时可以静脉滴注类固醇类药物,如地塞米松 10 mg,甘露醇 100 ml,静脉滴注 3 日,辅以脱水剂以消除神经根水肿。

(二) 牵引疗法

缓解期(发病2周至3个月)可以根据患者的体质、病情等因素采用牵引疗法。

1. 操作准备　检查牵引装置、枕颌带、牵引绳是否完好。根据患者的病情设定控制参数:包括牵引力量、牵引时间、牵引方式、间歇时间及其比例。根据患者病情和治疗需要选择合适的体位。

2. 操作流程

(1) 明确牵引首次重量:牵引力量的范围应是患者可以适应接受的范围。通常以患者体重的 7% 为牵引首次力量,以后根据患者的性别、年龄、体质强弱、颈部肌肉情况和临床症状酌情处理,可适当增加牵引重量。常用的牵引力量范围为 6~15 kg。

(2) 体位:根据患者的病情和治疗需要选择坐位或仰卧位。轻症患者可采用坐位间断牵引,每日 1~3 次,每次 0.5~1 小时;重症患者可行持续卧位牵引,每日 6~8 小时。

(3) 确定患者颈部屈曲角度:牵引时颈部轻度前屈,通常在中立位至 30°颈屈位范围内,上颈段病变牵引角度可小些,下颈段病变牵引角度可大些。

(4) 采用枕颌布带牵引,治疗时间为 10~30 分钟。每次牵引后,可根据患者牵引后的症状、体征的改变,相应调整体位、角度、力量和时间。

3. 注意事项　若牵引力过大,患者感觉颞颌关节不适、头晕,甚至虚脱,应立即中止治疗。牵引的最初几天,少数患者可有头晕、头胀或颈背部疲劳感,对交感神经型和椎动脉型颈椎病患者更易发生。遇到这种情况,应该从小重量短时间开始。以后根据患者的具体情况,逐渐增加牵引重量和延长牵引时间。个别患者不能耐受牵引治疗,则应改用其他治疗方法。

4. 疗程疗效　牵引治疗频度为1次/天或3～5次/周,一个疗程为3～6周。颈椎牵引适用于各型颈椎病,对早期病例更为适宜,但对病期较长的脊髓型颈椎病,有时可使症状加重,故应当慎用。牵引时头部肌肉松弛,解除痉挛,减轻椎间盘压力负荷,有利于膨出椎间盘得到恢复。在牵引的作用下,椎间孔增大使神经根所受刺激和压迫得以减轻,有利于神经组织与周围组织粘连的松解及水肿消除。牵引使颈椎生理弧度恢复,有利于小关节功能恢复,也能使颈椎恢复正常排列。

二、手术治疗

神经根型颈椎病手术具体方法有:开放性前后路手术、脊柱显微内镜椎间盘髓核摘除术、射频消融髓核成形术、经皮激光椎间盘汽化减压术等。手术的适应证为:①系统非手术治疗6个月以上无效或反复发作;②临床症状、体征与X线检查神经定位相一致,疼痛剧烈,有急性进行性肌萎缩;③有多神经根刺激症状,急性剧烈疼痛,影响正常生活者。各种手术都有一定的优缺点:①开放性手术风险大、并发症多、创伤大,同时还要受到患者自身条件的限制;②射频消融髓核成形术、经皮激光椎间盘汽化减压术不适于颈椎间盘脱出合并严重颈椎管狭窄或局限性狭窄者、突出的颈椎间盘出现钙化或骨化或后纵韧带骨化者、有颈椎手术史者、肥胖短颈穿刺困难者及神经官能症者。

三、颈椎调护

长期低头伏案工作者,颈椎长时间处于屈曲位或某些特定体位,不仅使颈椎间盘内的压力增高,而且也使颈部肌肉长期处于非协调受力状态,颈后部肌肉和韧带易受牵拉劳损,椎体前缘相互磨损、增生,再加上扭转、侧屈过度,更进一步导致损伤,易发生颈椎病。日常生活中需注意以下几个方面。

(一) 坐姿正确

要预防颈椎病的发生,最重要的是坐姿要正确,使颈肩部放松,保持最舒适自然的姿势,久坐者应不时站起来走动,活动一下颈肩部,使颈肩部的肌肉得到松弛。

(二) 活动颈部

应在工作1～2小时后,有目的地让头颈部向前后左右转动数次,转动时应轻柔、缓慢,以达到各个方向的最大运动范围为度,以使颈椎关节疲劳得到缓解。

(三) 抬头望远

当长时间近距离看物,尤其是处于低头状态者,既影响颈椎,又易引起视力疲劳,甚至诱发屈光不正。因此,伏案过久后应抬头向远方眺望30秒左右。这样既可消除视觉疲劳,又有利于颈椎的保健。

(四) 睡眠方式

睡觉时不可俯着睡,枕头不可以过高、过硬或过低。枕头中央应略回进,颈部应充分接触枕头并保持略后仰,不要悬空。习惯侧卧位者,应使枕头与肩同高。睡觉时,避免躺着看书,不要对着头颈部吹冷风。

(五) 避免损伤

避免和减少急性颈椎损伤,如避免猛抬重物、紧急刹车等。

(六) 功能锻炼

1. **前屈后伸** 站立位,颈肩放松,颈椎缓缓向上拔伸,缓慢前屈,达最大幅度,保持5秒,再回复中立位;颈椎缓慢后仰,达最大幅度,保持5秒,再回复中立位。如此重复10次。

2. **旋颈望踵** 站立位,双足分开,与肩同宽,双手自然下垂,颈肩放松,颈椎缓慢向上拔伸,头颈左旋,双眼向后下方尽力望对侧足后跟,再最大幅度用力拔伸颈部,保持约5秒;还原后右侧重复同样动作。如此重复10次。

3. **回头望月** 站立位,双足分开,与肩同宽,双手自然下垂,颈肩放松,颈椎缓慢向上拔伸,头颈左旋,双眼向左侧后上45°眺望,最大幅度用力拔伸颈部,保持约5秒;还原后右侧重复同样动作。如此重复10次。

4. **雏鸟起飞** 站立位,双足分开,与肩同宽,双手在身后相握,用力向后拉伸,双肩上耸,同时头颈缓慢向上拔伸,尽力后仰,颈肩、背部肌肉用力收缩保持5秒,颈肩部肌肉放松恢复中立位。如此重复10次。

5. **摇转双肩** 站立位,双手自然下垂,同时双肩依次由中立位向后、后上、前上、前到中立位做最大幅度缓慢摇转10次,再由前向后相反方向缓慢摇转10次。

每次锻炼持续5~10分钟,每天坚持2次。颈椎康复的练习要因人而异,量力而行,循序渐进,持之以恒。每次锻炼以颈肩背部有轻微酸热、舒适为度。

第二章

急性乳腺炎

第一节 概 述

急性乳腺炎是发生在乳房部的最常见的急性化脓性疾病,是乳腺管内和周围结缔组织炎症,多由于葡萄球菌或链球菌通过破裂的乳头感染所致,多发生于产后哺乳期的妇女,尤其是初产妇更为多见,少数发生于孕期,属于祖国医学"乳痈"。发生于哺乳期称为"外吹乳痈",发生于孕期称为"内吹乳痈"。其临床特点是乳房结块、红、肿、热、痛,并伴有发热等全身症状,容易发生传囊等变症。临床上以外吹乳痈最为多见,约占95%。

第二节 临 床 表 现

一、外吹乳痈

多发生于产后尚未满月的哺乳期妇女,尤以初产妇为多见。

1. 郁滞期 初起常有乳头皲裂,乳房部肿胀疼痛,或有结块,乳汁分泌不畅,皮色微红或不红,同时可有寒热,或有胸闷、口渴、呕吐、食欲不振等全身症状。

2. 成脓期 乳房肿块不消或逐渐增大,皮肤微红,并有持续跳痛。持续寒热,头痛骨楚,口苦咽干,溲赤便秘。患侧腋窝淋巴结肿痛,硬块中央渐软,按之应指,是已到脓熟阶段。

3. 溃后期 脓肿成熟自行溃破出脓,或手术切开排脓后肿消痛减,逐渐向愈。若流脓不畅，肿势不消，疼痛不减，身热不退，此时可能出现袋脓现象，或脓液波及其他乳囊（腺叶），导致成传囊乳痈之变。若有乳汁从疮口中流出者，收口亦慢，甚至要断乳后溃破创面方能收口。若久不收敛，则可形成乳漏。部分患者，在应用大量抗生素后，急性炎症虽被控制，但结块肿硬，皮色不变，此时僵块形成，日久方能消散。若因引流不畅，可出现袋脓传囊现象，或换药时用暴力挤脓，以致毒邪扩散，亦可出现内陷证。

二、内吹乳痈

多见于妊娠中后期。初起乳房部结块肿痛，皮色不变；日后逐渐转红，化脓而溃。本病较外吹乳痈难消，酿脓时间亦慢，古人认为溃破后往往须待分娩后溃破创面才能收口，现在临床观之，并不尽然，治之得当，产前亦能获愈，如脓肿位置较深（乳房后壁脓肿）则病程较长。

第三节 诊断要点

一、诊断要点

根据多发于哺乳期妇女，乳房胀痛、红肿结块，甚至化脓，可伴有发热恶寒等全身症状，结合B超等辅助检查可以明确诊断。

二、鉴别诊断

1. **炎性乳腺癌** 多发于青年妇女，局部征象明显，发病后患乳迅速增大，常累计乳房的一半以上，病变皮肤呈橘皮样改变，暗红或紫红色，局部疼痛不明显，肿块亦不明显，同侧淋巴结肿大，质硬固定。全身炎症反应不明显，体温正常，白细胞总数和分类计数不高，临床上抗炎治疗无效，病情进展迅速，预后不良。病理切片检查可确诊。

2. **慢性乳腺炎** 多发生于非哺乳期妇女，肿块多初发于乳晕部，并大多伴有先天性乳头凹陷，乳头内有粉刺样分泌物，容易反复发作，或溃破后疮面经久不愈，与乳头相通形成瘘管。

3. **乳房蜂窝织炎** 多发生于成年女性，病变范围较大，发病急骤，局部焮红漫肿,疼痛剧烈,肿块边界不清晰,局部迅速发黑溃脓,全身症状明显。

第四节 中医适宜治疗技术

一、乳房局部按摩

(一) 操作准备

1. 手法前准备　医者常规洗手,备干湿适中的消毒毛巾1~2块,放置接乳桶。

2. 疏通乳管出口　右手持毛巾,左手示指、拇指将乳头固定翻开,用毛巾清理表面奶渍、奶栓小白点、脱落表皮等,清洁乳头确保乳汁出路通畅。

3. 提捏乳头　示指、拇指分别从上下、左右各个方向提捏乳头,一边清洁一边提捏,检查乳孔是否通畅、奶线是否增多。

4. 推压乳晕　缓解乳晕区压迫,使乳孔流量增多、奶线增粗。

5. 推捋积乳　示指、中指由乳根向乳头方向逆反射状均匀推捋,力量由轻至重、由外及内。

6. 检查残余　右手检查左乳,左手检查右乳:示指、中指、环指全面检查双侧乳房,如有残余奶结的情形行二次手法治疗。

(二) 治疗时间

每次6~10分钟,平均8分钟为宜。

(三) 注意事项

意外情况处理方案:因推拿用力不当可引起如下情况。

1. 血肿形成　立即停止操作,B超检查明确血肿的位置和大小,必要时行血肿抽吸,局部加压包扎,加用止血药物治疗;如有感染,应用抗生素抗感染治疗。

2. 皮肤挫伤　立即停止操作,必要时使用消肿止痛药物外敷。

二、外敷药膏

(一) 操作准备

(1) 操作前准备:常规洗手,备清洁纱布或棉垫。

(2) 根据结块面积大小,取适量金黄膏、玉露膏或冲和膏(皮色微红或不红者)涂于纱布或棉垫上,范围以覆盖结块为宜。

(3) 将涂有金黄膏或冲和膏的纱布或棉垫外敷于结块表面,每日1次。

(4) 水肿明显者,可配合芒硝外敷,具体方法:取适量芒硝粉置于布袋内,敷在局部水肿处,待芒硝粉结块(20~30分钟)为宜,每日1次。

(二) 注意事项

意外情况处理方案:若局部皮肤出现瘙痒或伴有红疹等不适,立即停用,必要时使用抗过敏药物。

三、局部切开引流

(一) 操作准备

(1) 术前准备:准备无菌手套、手术刀、血管钳、镊子、刮勺、弯盘等。

(2) 术者常规洗手后,手术部位局部消毒3遍,戴无菌手套。

(3) 麻醉:一般采用局麻,若脓肿较大而深者,应采用静脉麻醉。

(4) 切口:在脓肿最低部位,以乳头为中心,做放射状切口,避免损伤乳腺管以致发生乳瘘。位于乳晕部位的脓肿,应沿乳晕边缘做弧形切口,在乳房深部的脓肿,则沿乳房下皱襞做弧形切口,如脓肿引流不畅者,须做对口引流。

(5) 排脓引流:切开皮肤和皮下组织后,用血管钳做钝性分离,进入脓腔后撑开,使脓液流出,然后用手指伸入脓腔进行探查,并分离纤维间隔,必要时扩大切口或对口引流,以防形成袋脓,最后冲洗脓腔,放入纱布条或软橡胶管引流,若局部出血,可给予油纱布填塞,并加压包扎止血。

(二) 术后处理

(1) 术后采用绷带托起乳房,避免下垂,有助于改善局部血液循环。

(2) 暂停哺乳,使用吸奶器定时吸尽乳汁,如有漏乳或自愿断乳者,可口服中药回乳。

(3) 术后1~2日更换敷料,保证脓腔有效引流,防止残留脓腔、创面经久不愈或切口闭合过早。

(4) 感染严重伴有全身中毒症者,应积极控制感染,给予全身支持疗法。

四、乳房溃破后或切开排脓换药治疗

操作准备

（1）疮周皮肤给予生理盐水清洁后，脓腔予以生理盐水冲洗。

（2）若手术切开伤口流血，选用红油膏纱条填塞脓腔。

（3）红油膏纱条填塞1～2日后，出血不明显或脓肿溃破后及切开排脓后出血不明显者，可用药线掺八二丹或九一丹引流。

（4）脓净后可用生肌散收口，伤口均可采用红油膏纱布盖贴。

（5）如有袋脓现象，则在脓腔下方用垫棉法加压包扎。

五、中药治疗

中药应全程参与治疗，结合患者全身情况及舌脉辨证论治。

（一）外吹乳痈

1. 郁滞期　乳房肿胀疼痛，或有结块，乳汁分泌不畅，皮色微红或不红；可有寒热、口渴，舌质淡红，苔薄白，脉弦数。治宜疏肝理气、通乳散结。方用瓜蒌牛蒡汤加减，常用药物有：牛蒡子、栀子、全瓜蒌、金银花、连翘、蒲公英、橘皮、柴胡、黄芩等。哺乳期乳汁壅滞加鹿角霜、漏芦、王不留行、路路通；产妇不哺乳及断奶后乳汁壅滞、乳房膨胀加山楂、生麦芽；口渴加芦根、天花粉；偏于热甚加蒲公英、合欢皮、生地黄；偏于气郁加金铃子、枳壳；新产妇恶露未净加当归、川芎、益母草等。

2. 成脓期　乳房肿块，皮肤焮红，持续跳痛；发热恶寒，头痛骨楚，口苦咽干，溲赤便秘，舌质红绛，苔黄腻或黄燥，脉滑数或洪数。方用瓜蒌牛蒡汤合透脓散加减，常用药物有：穿山甲、皂角刺、黄芪、全瓜蒌、牛蒡子、白芷、川芎、当归、金银花等；热甚者加生石膏、知母；疼痛剧烈加乳香、没药；肿块韧硬加浙贝母、莪术；大便秘结加枳实、大黄（后下）等。

3. 溃后期　脓肿破溃或切开排脓后，一般可肿消痛减，逐渐向愈；若出现袋脓、传囊、乳漏等证，为气血两虚，余毒未清，舌质淡、苔薄白、脉细，方选托里消毒散或八珍汤加减，常用药物有：黄芪、人参、当归、白芍、白术、茯苓、皂角刺、金银花、桔梗、白芷、川芎、甘草等。余热未清加蒲公英、紫花地丁；结块疼痛加王不留行、忍冬藤；结块韧硬难消加穿山甲、浙贝母、白僵蚕等。

(二) 内吹乳痈

孕期以疏肝清胃中须佐以安胎之药。

1. 肝胃热壅证　乳房肿痛,皮色红赤,舌质红,苔薄黄,脉弦滑数。治宜疏肝清胃。方用橘叶散加减,常用药物有:柴胡、橘叶、橘皮、蒲公英、全瓜蒌、金银花、连翘、黄芩、紫苏梗等。

2. 气滞胎旺证　乳房肿痛,皮色不变,舌质淡红,苔薄白,脉弦滑,治宜疏肝理气,方用逍遥散加减,常用药物有:柴胡、白芍、当归、茯苓、炙甘草、黄芩、香附、橘叶、橘皮、蒲公英、紫苏梗等。

第五节　西医适宜治疗技术

一、乳汁淤积期

(1) 患侧乳房暂停哺乳,同时采取措施促使乳汁排出通畅,可用吸奶器吸出乳汁,并去除乳汁淤积因素。

(2) 局部热敷有利于炎症早期消散,水肿明显者可用25%硫酸镁湿热敷。

二、脓肿形成期

1. 抗感染治疗　急性乳腺炎多由于葡萄球菌或链球菌通过皲裂的乳头感染所致,故患者若全身症状明显,如高热、寒战、头身疼痛等,可给予抗感染治疗,常用青霉素、头孢菌素类。

2. 切开排脓　手术方法同前中医切开排脓法。

三、预防及调护

常以温水擦洗乳头,尤其是初产妇,以免婴儿吮吸而发生乳头皲裂。如有乳头皲裂,可用麻油或白玉膏外涂,伤口愈合后再行哺乳。

乳头凹陷者,产前应经常挤捏提拉矫正乳头,必要时行手术矫正。

产后饮食宜清淡有营养,如牛奶、丝瓜、鲫鱼汤、瘦肉汤等,忌辛辣、刺激、油腻之品。

乳母应注意休息,避免过度劳累;保持心情舒畅,避免忧郁、恼怒等不良精神刺激。

养成良好的定时哺乳习惯,保持乳头清洁,避免当风露胸哺乳。每次哺乳应将乳汁吸空,如有郁积,以热毛巾温敷,再以手法推拿按摩,排除积乳;或用吸奶器帮助排出乳汁。

避免婴儿含乳而睡,注意婴儿口腔清洁,若口腔有炎症应及时治疗。

第二章 急性乳腺炎

第三章

浆细胞性乳腺炎

第一节 概 述

浆细胞性乳腺炎又称乳腺导管扩张症,是一种以导管扩张、浆细胞浸润为病变基础的慢性乳腺炎症性疾病。中医病名为粉刺性乳痈。多发生于非妊娠期和非哺乳期的中青年妇女,临床常表现为溢液、肿块、脓肿、瘘管多期并存,病情复杂,易反复发作,经久难愈。本病发病率不高,占乳房良性疾病的4%～5%,而临床误诊率可高达40%以上。浆细胞性乳腺炎虽属于乳房良性疾病,但其本身病因未能完全明确,症情复杂,缠绵难愈,复发率较高,且临床上极易与乳腺其他疾病尤其是乳腺癌相混淆,应提高警惕。

1925年Ewing发现本病病灶中有大量浆细胞浸润。1933年Adair对本病作了详细的报道,认为病变后期阶段,乳腺导管内的分泌物不仅能刺激导管,促使导管扩张,还可溢出导管,从而引起导管周围以浆细胞浸润为主的炎症反应,故将其命名为浆细胞性乳腺炎(plasma cell mastitis,PCM)。文献中亦有"粉刺性乳腺炎""管周性乳腺炎"及"乳腺导管瘘"等病名。1956年Haagensen认为本病的一切病变基础是乳腺导管扩张,故称为"乳腺导管扩张症"。浆细胞性乳腺炎是目前临床上比较通用的病名。

中医历代文献中,至今尚未查阅到与本病相类似病证的记载。1958年顾伯华根据本病的临床表现首次将其命名为"慢性复发性乳腺漏管伴有乳头内缩",并采用中医挂线法、切开法和外用药治疗,取得显著疗效。1985年顾伯华、陆德铭等首次将本病命名为"粉刺性乳痈",并对其病因病机、临床表现及治疗方法等作了较详细的阐述。他们采用切开脓腔及通向乳头孔的瘘管管壁,充分刮除坏死组织,然后创面用外用药换药等方法治疗瘘管期,总结出一套手术简单、痛苦少、瘢痕小、疗效好的治疗方法,并在临床上推广应用。近20年来,浆细胞性乳腺炎病例的病变范围较前扩大,治疗方法也日益丰富,从单纯外治或内治发展到运用多种方法综合治疗。

第二节　临床表现

浆细胞性乳腺炎患者多有先天性乳头凹陷,常见单侧乳房发病,少数可见双侧乳房先后或同时发病。病程缠绵,可长达数月甚至数年,临床表现复杂,大致可分为以下4期。

一、溢液期

乳头溢液是本病的一种早期表现,也可能是少数患者的唯一表现。主要表现为自发性、间歇性溢液,溢液性状多为浆液样,也有水样、乳汁样、脓血性或血性。先天性乳头凹陷者乳孔多有白色粉刺样物分泌,并伴有臭味。患者常常忽视少量、间断的乳头溢液。

二、肿块期

乳房肿块是本病最为常见的表现。往往起病突然,发展迅速。患者感觉乳房局部疼痛不适,并发现肿块,肿块初起多位于乳晕部,或向某一象限伸展,大小不等,个别可达 10 cm 以上。肿块形状不规则,质地硬韧,表面可呈结节样,边界欠清晰,常与皮肤粘连。继而肿块局部可出现红肿,疼痛明显,范围逐渐扩大,甚至达 1/4~1/2 乳房。部分患者乳房皮肤水肿,呈橘皮样改变,可伴有患侧腋下淋巴结肿大、压痛。乳房疼痛及全身炎症反应均较急性乳腺炎轻。部分患者的乳房肿块可持续数年而无明显的红肿、疼痛。

三、脓肿期

肿块变软,形成脓肿,溃破后脓液中夹杂粉刺样或脂质样物质。脓肿可以是一个或数个,乳晕下多见,严重者病变范围超出乳晕区,深者可波及乳房后间隙,先后化脓溃破。溃破后可暂时愈合,但常反复发作。

四、瘘管期

脓肿自行溃破或切开引流后,常形成与乳头孔相通的瘘管,溃口数目一个或数个不等,久不收口。溃口周围皮肤颜色暗红,或呈湿疹样改变。周围僵块反复肿痛或化脓,逐渐形成瘢痕,局部组织坚硬不平,则乳头更显凹陷。反复红肿溃破,常形成复杂性瘘管。

以上各期的临床表现可相继出现,也可以两个或两个以上分期的表现同时出现。值得注意的是,要警惕个别病例发生恶变的可能。

第三节 诊断要点

一、诊断

(一) 临床表现

本病好发于非哺乳期或非妊娠期妇女,偶有男性。大多数患者先天性乳头凹陷,并伴有白色带臭味的脂质样分泌物。初起肿块多位于乳晕部,常发生红肿、疼痛,肿块化脓溃破后脓液中夹有粉刺样物质,形成瘘管,易反复发作,经久难愈。

(二) 实验室及其他辅助检查

1. 乳腺超声检查 无创、简便、重复性好,为浆细胞性乳腺炎诊断及疗效随访的首选辅助检查方法。病灶处声像图可表现为不规则片状低回声,内见增强光点,如有多处低回声可互相连通。在超声引导下穿刺活检,可以缩短本病的确诊时间。

2. 乳腺钼靶检查 乳腺区致密阴影,密度不均,边界模糊,边缘轮廓不规则,肿块阴影与触诊大小相似。但是如果患者乳房肿块伴有明显胀痛,钼靶检查时挤压乳房,可能会导致肿块范围增大、疼痛加剧。因此,浆细胞性乳腺炎患者并不推荐钼靶检查。

3. 乳腺 MRI 检查 炎症期病灶多表现为节段性、片状不均匀,长 T1 信号稍长 T2 信号影,与腺体分界不清晰。脓肿期病灶内可见多发大小不等脓腔形成,脓肿壁呈环形强化。瘘管期病灶内脓肿破溃形成与皮肤表面相通的瘘管,增强扫描后表现为窦道壁强化而管腔不强化的短线样双管征。MRI检查具有良好的空间分辨力和软组织分辨力，对显示病灶的位置、数目、大小和形态明显优于其他检查方法，可较为清晰地显示多灶性病变，提示病灶范围及深度。与乳腺癌鉴别也具有明显的优势。

4. 乳头溢液涂片检查　浆液性乳头溢液涂片中往往无细胞，或见少量的泡沫细胞和吞噬细胞，偶见腺上皮细胞。在脓血性和乳汁样溢液涂片中，可见到大量的白细胞、吞噬细胞、组织细胞、淋巴细胞及浆细胞，腺上皮细胞可因炎症而呈形态上的改变，但无恶变表现。

5. 肿块细针穿刺细胞学检查　本病细针穿刺细胞涂片见多种细胞混杂存在，浆细胞较多见，约占细胞总数的20%，呈散在性分布，尚可有其他炎性细胞，如中性粒细胞、淋巴细胞、巨噬细胞、异物巨细胞等。腺上皮细胞分化良好，多密集成群。

6. 病理检查　本病早期病理表现为导管扩张，扩张的导管多为相邻的3～4根，管腔增大（可>0.5 cm），内衬上皮细胞呈扁平形或消失，管腔内有脱落的上皮细胞及含有脂质的分泌物，有时因导管腔内含有钙化物质而在X线下显影，导管周围组织纤维化，并伴有淋巴细胞浸润。后期病变可见导管壁增厚、纤维化，导管周围出现小灶性脂肪坏死，周围有大量浆细胞、嗜酸性粒细胞和淋巴细胞弥漫性浸润，其中以大量浆细胞为主。组织细胞吞噬大量脂质，形成泡沫细胞，并出现由多核异物巨细胞和类上皮细胞形成的结核样肉芽肿。但并不伴有干酪样坏死。

7. 其他　部分患者可见血清催乳素水平明显升高。

二、鉴别诊断

（一）乳腺癌

浆细胞性乳腺炎肿块期的炎症表现要与炎性乳癌鉴别。炎性乳癌多发生于妊娠期或哺乳期，病变发展迅速，皮肤呈紫红色，无明显肿块可及，对侧乳房不久即被侵及，转移甚广，患者常于数月内死亡。浆细胞性乳腺炎肿块期还应与硬癌鉴别。后者发病年龄相对较大，肿块常与胸壁固定，一般无疼痛。X线检查显示其肿块影密度较高，边界相对清晰且有毛刺，范围常比临床扪及的肿块要小，并可见泥沙样钙化点。肿块一旦溃破则常流出血水，与浆细胞性乳腺炎创口流脓或脓血,有时可暂时愈合的特点不同。

(二) 乳房结核

从出现肿块到化脓常需数月之久,脓出稀薄夹有败絮样物质,多呈潜行性空腔。肿块溃破后形成的窦道,多位于乳房部,常与胸壁固定,一般不与乳头孔相通。患者可伴有午后低热、颧红、盗汗等症状,既往多有肺结核病史。

(三) 乳腺导管内乳头状瘤

乳头溢液多呈血性及淡黄色液体,或在乳晕部触到绿豆大小的圆形肿块。但无乳头凹陷畸形,乳窍无粉刺样物排出,肿块不会化脓。

第四节 中医适宜治疗技术

中医中药对本病的治疗具有良好效果。对溢液期患者,应寻找原因,适当对症处理,轻者也可不予处理,定期随访。肿块期尚未成脓时,积极治疗可望消散。若肿块未能消散,化脓或成瘘者,采用中医手术疗法,创伤小,痛苦轻,乳房外形改变少,而且疗效良好,容易被患者接受。由于肿块边界不清晰,故若切除不彻底容易复发,而切除范围大则乳房外形改变明显。但对疑有癌变的肿块,宜先行肿块细针穿刺细胞学检查或术中冰冻切片检查,确诊后制订相应手术方案,以避免误诊为乳腺癌而行根治术,或疏忽漏诊延误病情。

一、辨证治疗

(一) 肝经郁热

1. **证候** 乳房结块,红肿疼痛,按之灼热,伴发热、头痛。舌质红,苔黄腻,脉滑数。

2. **治法** 疏肝清热,和营消肿。

3. **方药** 柴胡清肝汤加减。柴胡、生地黄、当归、黄芩、山栀、天花粉、牛蒡子、连翘、蒲公英、夏枯草等。

4. **加减** 乳头血性溢液者,加茜草炭、丹皮、生地榆、仙鹤草;乳头溢液呈水样者,加生米仁、茯苓;脓成者,加白芷、皂角刺。

(二) 余毒未清

1. **证候** 肿块溃破后久不收口,脓水淋漓,形成乳漏,时发时敛,或红肿溃破,或局部结块僵硬。舌质淡红,苔薄黄,脉数。

2. 治法　扶正托毒。

3. 方药　若局部红、肿、热、痛者,选用银花甘草汤加减;气血两虚者,选用八珍汤加减。金银花、甘草、蒲公英、鹿衔草、生黄芪、当归、白芍、白术、茯苓、生地黄等。

4. 加减　不论何型,均可酌加白花蛇舌草、生山楂、虎杖、丹参等清热活血祛脂药物。

二、中医药其他治疗

(一) 贴敷法

适用面广,各期可选用不同的外用药。肿块期红、肿、热、痛者,用金黄膏或青黛膏外敷;局部僵肿,红、肿、热、痛不明显者,用冲和膏外敷。溃后或手术后,用八二丹或九一丹提脓祛腐;创面脓腐脱尽后,改用生肌散等生肌收口,玉红膏或白玉膏盖贴。注意操作时务必使创面新鲜肉芽组织从基底部长起。

1. 物品准备　换药碗、甲硝唑棉球、药膏、油膏刀、垫巾、无菌棉垫或纱布、棉纸、胶布。若需临时配制药物,备药物、调和剂(麻油、水)等。常用药物:金黄膏、青黛膏、冲和膏等。

2. 操作步骤

(1) 备齐用物,携至床旁。做好解释工作,取得患者的配合。

(2) 协助患者取合适体位,暴露患处,需注意保暖,必要时屏风遮挡。

(3) 需临时调制药物时,将药末倒入碗内,加入调和剂调制成糊状。

(4) 取下原敷料,以甲硝唑棉球清洁乳头及乳晕皮肤,擦洗皮肤上的药迹,观察创面情况及敷药效果。乳头凹陷者应清除乳头内堆积的分泌物。

(5) 取大小合适的棉纸或纱布,用油膏刀将所需药物均匀地平摊于棉纸上,厚约 3 mm。敷药面积应超过肿势范围。

(6) 将摊好药膏的棉纸或纱布敷于患处,避开乳头,加盖敷料或棉垫,以胶布固定。

(7) 敷药后注意观察局部情况,若出现红疹、瘙痒、水泡等过敏现象,应暂停使用,并及时处理。

(8) 协助患者着衣,整理床单位。

(9) 清理用物,归还原处。

3. 注意事项

(1) 皮肤过敏者禁用。

(2) 药膏的摊制厚薄要均匀,太薄药力不够,效果差;太厚则浪费药物,且受热后易溢出,污染衣被。

(3) 皮肤未溃破药膏应厚贴;皮肤已溃破或疮面未敛则应薄贴。

(4) 若肿块已形成脓肿,敷药时不宜完全涂布,将中间留出空隙,围敷四周为宜,以免阻止脓毒外泄。若敷药范围包含乳头,可在敷料上剪孔或剪一缺口,使乳头露出,以免乳汁溢出污染敷料。

(二) 切开法

本方法适用于脓肿期和瘘管期。单纯性瘘管可用局部麻醉,复杂性瘘管应用硬膜外麻醉或全身麻醉。常在球头银丝探针引导下切开瘘管和脓腔,并彻底清除坏死组织,酌情切开通向乳头孔的瘘管。

(三) 引流法

适用于切开手术后或瘘管期,根据创腔深度及瘘管长度,选择适宜的药线或纱条,蘸八二丹或九一丹以提脓祛腐,然后用玉红膏盖贴。

(四) 拖线法

本方法适用于病灶范围较大者,或病灶与乳头孔相通但乳头凹陷不严重的瘘管,可配合切开法。用4~5股4号丝线或纱条贯穿创腔或瘘管,系成环状,每天换药时来回拖拉,清洗后再蘸九一丹拖回,使药物充分接触未切开的内腔创面,既能提脓祛腐,又能起到引流的作用。一般10~14天拆除拖线,后期多配合垫棉绑缚法促使创面黏合。

(五) 冲洗(滴灌)法

本方法适用于创腔较大或较深者。采用甲硝唑氯化钠注射液或1:5 000呋喃西林溶液等冲洗出腔道内的残留脓液。若脓液已尽者,可滴灌注入具有生肌收口作用的油剂,以促进创腔愈合。

(六) 垫棉绑缚法

本方法适用于深层瘘管,创腔较大者。若创面脓腐已净,可用棉垫、纱布垫压空腔处,再加压绑缚,促进腔壁黏合。

三、预防与调护

(一)发病前预防

1. 情志调护 注意劳逸结合,学会释放各种心理压力,保持情绪稳定。月经前期应尤其注意。

2. 饮食调护 饮食清淡,忌食辛辣刺激、高脂厚味,忌过食海鲜发物。

3. 保护乳房 浆细胞性乳腺炎患者以乳头凹陷者居多,乳房外伤也是发病原因之一,因此在未发病时,保护乳房,定期清洁乳头十分重要。

(1) 乳头的清洁与矫正:定期清理乳头分泌物,避免乳头外伤;每日洗澡时轻轻提拉乳头,清洁堆积的分泌物;可采取乳头矫正器和手术矫形的方法来矫正凹陷乳头;婴儿出生后,若发现乳头凹陷,应及时纠正回复。

(2) 乳房的保护:避免穿紧身上衣及佩戴过紧的胸罩;避免乳房外伤,如小儿踢伤、撞伤、挤压伤等,在月经前期要尤其注意。

(二)发病后调养

1. 情志调养 积极配合治疗,树立战胜疾病的信心,保持平和心态。

2. 饮食调养 饮食宜清淡,易消化,忌辛辣、海鲜、油腻之品。

(三)保护乳房

切忌乳房局部过重挤压,如踢伤、撞伤、机械挤压伤、过度按摩伤;避免乳房X线钼靶摄片检查,减少挤压。

第五节 西医适宜治疗技术

一、手术治疗

1. 乳管切除术 适用于乳晕下肿块及乳头溢液伴有乳晕下大导管普遍性扩张者。

2. 乳腺区段切除术 适用于较大肿块及切除术后复发者,切除肿块连同周围至少0.5 cm的正常组织。

3. 病灶切除联合乳头整形术 适用于乳晕旁小脓肿、瘘管合并乳头内陷、内翻者。乳晕弧形切口切除主导管病灶,乳头外翻整形。

4. 单纯乳房切除术　适用于弥漫性病变、反复切开引流导致瘢痕性乳房伴有感染或乳瘘,乳管切除术后再发脓肿者。

5. 乳房皮下切除＋假体植入术　适用于乳晕区小肿块或非乳晕区大肿块术后致乳房变形者,患者要求保留乳头、乳晕并乳房重建者。

二、其他治疗

炎症严重时可考虑联合应用甲硝唑和其他广谱抗生素,待肿块缩小或皮肤肿胀消退后施行手术治疗。另外,也可应用理疗和皮质激素治疗。

第四章

腰 肌 劳 损

第一节 概 述

腰肌劳损是以腰部疼痛为特征的一组疾病,又称为腰背肌筋膜炎、腰臀肌筋膜炎及功能性腰痛等。主要是指腰部肌肉、筋膜、韧带等软组织的慢性损伤,导致局部无菌性炎症,从而引起腰臀部一侧或两侧的弥漫性疼痛,是慢性腰痛中常见的疾病之一,也是一种积累性损伤,多与职业性质和工作环境有关,如高强度劳作、潮湿的环境、长时间不良姿势等。

中医古籍对腰肌劳损的记载不确切,现代中医学多将其归属于"腰痛""痹症"范畴。相关论述在《内经》有记载,《灵枢·经脉》中对腰腿痛有详细记载与论述,概括为外感风寒和肾元虚亏;有关腰痛在《素问·刺腰痛论》归因为足六经的病变所致;《素问·脉要精微论》曰:"腰者,肾之府,转摇不能,肾将惫矣。"论述了肾与腰痛的关系;《丹溪心法·腰痛》曰:"湿热、肾虚、瘀血、挫闪、痰积",是引起腰痛的主因;《诸病源候论·腰背痛诸侯》曰:"劳损于肾,动伤经络,又为风冷所侵,气血击搏,久而不散,故腰痛也";《三因极一病证方论·腰痛病论》曰:"夫腰痛肾虚,亦涉三因所致:在外则脏腑经络受邪,在内则忧思恐怒,以致房劳堕坠,皆能使痛";《杂病源流犀烛》在总结历代医学著作的同时,将腰痛的病因概括为风、寒、湿、痰、肾虚、气滞、瘀血7种;张锡纯在《医学衷中参西录·腰痛》篇中指出:"肝主筋,肾主骨,腰痛为筋骨之病,是以肝肾主之",认为肝肾亏虚,筋骨失养而成腰痛;《素问·宣明五气篇》曰:"久视伤血,久卧伤气,久坐伤肉,久立伤骨,久行伤筋,是谓五劳所伤",并指出劳损是因劳逸失度,气血失调引起的。综上所述,本病病位在腰,以肝肾亏虚、筋骨懈惰为本,而以风寒湿邪及闪挫为标。以上诸因均可致气滞血瘀，络脉不通，不通则痛，或筋肉失养，不荣则痛。亦有损伤后，风寒湿邪乘虚侵袭而致血瘀夹痹，常使本病迁延难愈。

现代医学认识腰肌劳损主要由于腰部肌肉疲劳过度，致使肌肉、筋膜及韧带持续牵拉，血供受阻，代谢产物得不到及时清除，从而引起炎症、粘连，组织变性，增厚及挛缩，刺激相应的神经而引起慢性腰痛；或因风寒湿邪侵袭，阻碍局部气血运行，促使和加速腰骶肌肉、筋膜和韧带紧张痉挛而变性，从而引起慢性腰痛；或腰部急性扭伤后，局部肌肉、韧带等组织受损，若失治、误治使损伤未能完全恢复，可迁延成为慢性，使局部软组织对正常活动和负荷承受力下降，反复多次腰肌轻微损伤亦可导致慢性腰肌劳损；或腰椎先天性畸形的解剖缺陷，如腰椎骶化、骶椎腰化、椎弓根裂等，以及后天性损伤，如腰椎压缩性骨折、脱位和腰椎间盘突出、腰椎滑脱等，这些都可造成腰部肌肉、韧带的平衡失调，而引起慢性腰肌劳损。此外，气温过低或湿度太大的环境、受潮、着凉，以及女性更年期内分泌紊乱、身体虚弱等都是引发本病的诱因。

第二节 临床表现

一、病史与症状

（1）腰部疼痛不适，其特点是劳累后加重，休息（包括减轻活动或经常改变体位后）腰痛减轻，数年或数月的持续性疼痛时轻时重，无显著进行性加重现象，有时疼痛与天气变化有关，疼痛的性质多为酸痛、胀痛及腰部重压感。

（2）常感觉弯腰动作困难，怕做弯腰动作。

（3）患者可能有急性腰扭伤史。

二、体征与查体

腰部外观多无异常，有时可见生理性弯曲变浅。单纯性腰肌劳损的压痛点，常位于棘突两旁的竖脊肌处或髂嵴后部，或骶骨后面的竖脊肌附着点处。若伴有棘间、棘上韧带损伤，压痛点则位于棘间、棘突上。腰部活动功能多无障碍，严重者可稍有腰部活动受限。直腿抬高试验阴性，神经系统检查无异常。

第三节 诊断要点

（1）可无明显外伤史,有急性腰扭伤史或长期弯腰工作史。

（2）疼痛,常于劳累后加重,休息后减轻；过度活动时加重,适当活动或变动体位时减轻；有反复发作史,气候变化,如阴雨天气或受凉、受寒时症状加重。腰部喜暖怕凉,有时腰痛可牵涉臀部。弯腰困难,持久弯腰时疼痛加剧,睡觉时用小枕垫于腰部能减轻症状,常喜用两手捶腰,可使腰部感觉舒服并减轻疼痛。

（3）两侧腰肌或腰椎横突的肌肉起点,骶髂后部或骶骨后腰背肌肉止点处有压痛。

（4）脊柱活动多无异常,但急性发作时腰痛加重,活动受限,并可有肌肉痉挛及触及结节或条索样反应物。

（5）好发于成年人,青少年腰痛甚少,腰痛发生率随着年龄增加而升高。可能与慢性积累性劳损和退行性病变有密切关系。

（6）X线检查多无异常,可有脊柱腰段的生理性弯曲改变或有轻度侧弯。有时可发现先天性异常,如第5腰椎骶化、骶椎隐裂或见有骨质增生现象等。

第四节 中医适宜治疗技术

一、辨证分型

1. 寒湿腰痛　腰痛重着,痛连臀腘,转侧不利,遇阴雨天加重。舌苔白腻,脉沉迟。

2. 肾虚腰痛　腰痛喜揉喜按,反复发作,遇劳则甚,腰膝酸软。阳虚则手足不温,腰背少腹冷痛,少气乏力,舌质淡,脉沉细；阴虚则五心烦热,口干咽燥,失眠,健忘,耳鸣,舌质嫩红,脉细数。

3. 瘀血腰痛　多有腰部外伤史,腰痛如刺,痛处固定拒按,日轻夜重,转侧不利。舌质紫暗或有瘀斑,脉沉涩。

4. 湿热腰痛　腰痛,痛处有热感,热天或雨天加重,活动后可减轻,小便短赤。舌质黄腻,脉濡数或弦数。

二、针刺治疗

1. 操作准备

(1) 备齐用物：1.5～3寸毫针，75%乙醇棉球，治疗盘等。根据患者体质、肥瘦及腧穴部位选择针具规格。

(2) 安置体位：患者取俯卧位，松解衣物，暴露治疗部位，注意保护隐私，注意保暖。

2. 操作流程

(1) 选穴：主穴为委中、肾俞、大肠俞、腰阳关、阿是穴。

辨证配穴：寒湿腰痛加命门、阴陵泉；肾虚腰痛加太溪。其中肾阳虚加关元、气海，肾阴虚加照海；瘀血腰痛加膈俞、血海；湿热腰痛加阴陵泉、三阴交。

(2) 用75%乙醇棉球局部常规消毒后，常规针刺，留针20分钟。每5～10分钟行针一次。

3. 注意事项　急性腰痛以通络行气止痛治标，以泻法为主。慢性腰痛以祛寒祛湿、活血化瘀或清利湿热治本，可用平补平泻法。患者在过于饥饿、疲劳和精神过度紧张时，不宜立即进行针刺。对身体瘦弱、气虚血亏的患者，进行针刺时手法不宜过强。

4. 疗程与疗效　每日或隔日1次，10次为1个疗程，疗程间可休息1周。腰肌劳损病程长、发病率高、不易根治，易反复，给患者及家人带来痛苦。针刺是公认的治疗腰肌劳损有效、不良反应小的治疗方法。针刺具有舒筋活络、扶正祛邪、调和阴阳的作用。以上穴位的配伍能够起到益肾壮腰、活血化瘀、温经散寒、祛湿止痛、补肾培元的作用，针刺可以有效地缓解局部的血管痉挛，改善局部血液循环，减轻或消除病灶局部的无菌性炎症反应和炎性粘连，促进腰肌劳损患者腰部活动功能的恢复。

三、拔罐治疗

【方法一：单纯拔罐法】

1. 操作准备

(1) 备齐用物：根据病证、操作部位的不同可选择不同型号的玻璃罐具，罐体应完整无碎裂，罐口内外应光滑无毛糙，罐的内壁应擦拭干净。

（2）安置体位：患者取俯卧位，松解衣物，暴露治疗部位，注意保护隐私，环境湿度适宜。

2. 操作流程

（1）取穴：主穴为肾俞、大肠俞、命门、腰阳关、气海俞、关元俞。

（2）操作：辨证配穴同针刺治疗。根据辨证分型选配主穴和配穴后拔罐；用闪火法将罐扣在应拔的部位，将罐吸拔在应拔部位上并留置一定时间，直至皮肤潮红，甚或皮下充血、瘀血呈紫黑色后再将罐具取下。

【方法二：走罐法】

1. 操作准备　患者取俯卧位，松解衣物，暴露腰部骶棘肌部位，环境湿度适宜。

2. 操作流程

（1）取穴：以督脉、膀胱经循行部位作为走罐部位。

（2）操作：操作前先在罐口或患侧腰部吸拔部位上涂抹一层润滑剂作为介质，再以闪火法将大小合适的玻璃罐，吸拔在患侧腰部，然后医者用左手扶住并拉紧皮肤，右手握住罐底，用力沿骶棘肌上下缓慢来回推拉移动，移动时，将罐具前进方向的半边略提起，以另半边着力，直至肤潮红或出现紫红色瘀血为止。

3. 注意事项

（1）拔罐后局部皮肤出现点片状紫红色瘀点、瘀斑，或兼微热痛感，或有瘙痒感，或局部发红，此为正常反应，数天后可消失，恢复正常肤色。老人、儿童、体质虚弱及初次接受拔罐者，拔罐数量宜少，留罐时间宜短。孕妇、产妇及婴幼儿慎用。吸力强的可以留罐时间短些，吸力弱的可以留罐时间长些。在背部拔多个罐时，宜遵守从上（头部方向）往下的顺序，先拔上面，后拔下面。同时罐具型号也应当上面小，下面大。

（2）走罐法操作关键在于，当罐具吸拔住后，立即进行推拉或者旋转移动，不能先试探是否拔住，因拔住后就很难移动，用力过大会造成患者疼痛，甚至皮肤损伤。此外，推拉旋转的速度宜缓慢，快则易致疼痛。每次推拉移动的距离不宜过长。

（3）若出现胸闷、恶心欲吐、肢体发软、冷汗淋漓，甚者瞬间意识丧失等晕罐现象，处理方法是立即起罐，使患者呈头低脚高位，必要时可饮用温开水或温糖水，密切注意血压、心率变化，严重时按晕厥处理。若拔罐时间过长、烫伤或吸力过大而出现皮肤水泡时,可涂甲紫(龙胆紫),覆盖消毒纱布固定,如果水泡较大,可用注射器抽出泡内液体,然后用消毒纱布外敷固定。

4. 疗程与疗效　单纯拔罐法留罐时间通常为5～10分钟,走罐法可根据拔罐后皮肤状况、拔罐部位、患者年龄段、体质、性别及季节作出相应调整。若腰痛症状严重,可在起罐后隔姜片温灸10分钟,以皮肤有温热感为度。

四、刮痧治疗

1. 操作准备

(1) 备齐用物:刮痧板,刮痧专业油。

(2) 安置体位:患者取俯卧位,松解衣物,暴露腰部低棘肌部位,环境湿度适宜。

2. 操作流程

(1) 消毒:对刮痧部位先用热毛巾擦洗干净,再用75％乙醇进行常规消毒。刮具使用前常规消毒。

(2) 部位:腰部(足太阳膀胱经:从肾俞、志室到次髎、秩边)、下肢后侧(足太阳膀胱经:从承扶、殷门过委中至承山)。

(3) 方法:刮痧采用中等刺激平刮法,按压力中等,速度适中,每个部位刮拭3～5分钟,以皮肤出现潮红、出血点痧斑等为度。

3. 注意事项　对于初次接受刮痧治疗的患者,应作解释工作,消除其恐惧心理,同时选择舒适的刮痧体位,以免发生晕刮现象。刮痧工具要严格消毒,防止交叉感染。刮拭前须检查刮痧工具,以免刮伤皮肤。勿在患者过饥、过饱及过度紧张的情况下进行刮痧治疗。

刮痧手法要用力均匀,从轻到重,以患者耐受为度,不可一味追求出痧而用重手法或延长刮痧时间。出痧多少受多方面因素的影响,一般情况下,虚证、寒证出痧少;肥胖者与肌肉丰满者不易出痧;室温低时不易出痧。另外,腰背部宜用刮痧板的横面刮拭,关节处、肌肉较少处,宜用刮痧板的棱角刮拭。刮痧治疗结束后患者应休息片刻,并饮温水一杯,禁食生冷、辛辣、油腻之品。有汗者,应及时擦干汗液,切忌当风受凉。刮痧治疗后的数小时内应避免冷水刺激。

4. 疗程与疗效　痧斑未退的部位,不宜反复刮拭,刮痧时间间隔3～6天,以原痧斑消退为准。刮痧疗法的作用机制主要是开腠理、行气血、通经络、散邪毒,这与现代研究刮痧改善微循环、调节免疫和加强新陈代谢等功能基本吻合。刮痧疗法治疗腰肌劳损的疼痛不仅要在腰痛局部刮拭,还要结合其肌肉走形,及神经血管分布的部位,在小腿外侧进行刮拭,进行点线面结合大面积的刮拭,从而改善腰部肌肉韧带及筋膜的血液循环和代谢,减轻或消除腰部肌肉筋膜的炎症。

五、推拿治疗

1. 操作准备　患者取俯卧位,施术者站立其一侧。在腰背部位涂上滑石粉适量后方可施术。

2. 操作流程　推拿手法以揉法、按揉法、点法、弹拨法、擦法、拍法为主。手法要求应有一定的刺激量,透热为度。多选取脊柱两侧的膀胱经穴为主,再加上局部压痛点,构成推拿取穴。由腰部循经解痉手法、腰部通络止痛手法和腰部整理手法3个部分组成。

（1）腰部循经解痉手法操作:患者取俯卧位,医者先用揉法沿两侧足太阳膀胱经从上向下往返操作5分钟,拇指弹拨痉挛的竖脊肌3~5遍,然后用掌根在痛点周围按揉2分钟。

（2）腰部通络止痛手法操作:医者用双手拇指依次按揉两侧三焦俞、肾俞、气海俞、大肠俞、关元俞、膀胱俞、志室等穴位,以患者的酸胀为度。以拇指点阿是穴、委中、阳陵泉各1分钟。

（3）腰部整理手法操作:患者取俯卧位,医者用小鱼际肌擦法直擦腰背部两侧膀胱经,横擦腰骶部,斜擦双侧八髎穴,以透热为度。最后以双手空心掌,沿脊柱两侧骶棘肌从上往下,有节律地拍击腰骶部10次,以皮肤微红为度。

3. 注意事项　推拿手法宜轻柔,不可使用蛮力,以免造成损伤。日常注意纠正不良劳动姿势,防止腰腿受凉、过度劳累。加强腰背伸肌锻炼,如仰卧挺腹、俯卧鱼跃等运动。不要搬挪沉重的物品,提重物时避免弯腰,应该先蹲下拿到重物,然后缓慢起身,尽量做到不弯腰。卧床休息宜选用硬板床,保持脊柱呈生理性弯曲。

4. 疗程与疗效　隔日或每周治疗2次,10次为1个疗程,共计2个疗程,疗程间可休息1周。治疗结束可配合在腰部施以中药湿热敷治疗20~30分钟。平时可坚持自我保健推拿,方法为双手擦热,以掌心对住肾俞穴,上下往返擦热腰部。

第五节 西医适宜治疗技术

一、运动疗法

运动疗法对腰肌劳损有较好的效果。通过腰部运动可增强腰部肌肉力量和延长肌肉能承担负荷所持续的时间；改善局部血液循环，消炎止痛，增强身体抵抗能力，恢复肌肉韧带弹性，松解粘连，防止肌肉萎缩，纠正不良姿势。

1. 仰卧保健法　患者取仰卧位，首先双脚、双肘和头部五点支撑于床上，将腰、背、臀和下肢用力挺起稍离开床面，维持至感到疲劳时，再恢复平静仰卧位休息。按此法反复进行10分钟左右，每天早晚各锻炼一次。

2. 俯卧保健法　患者取俯卧位，将双上肢反放在背后，然后用力将头胸部和双腿挺起离开床面，使身体呈反弓形，坚持至稍感疲劳为止。按此法反复进行10分钟左右，每天早晚各锻炼一次。

3. 腰背部叩击按摩保健法　患者取端坐位，先左手握空拳，然后用左拳在左侧腰部自上而下、轻轻叩击10分钟后，再用左手掌上下按摩或揉搓5分钟。反过来用右手同左手运动法操作，一日2次。

4. 腰部屈伸运动　患者取站立位，两足分开与肩同宽，两手叉腰，腰部肌肉放松，做好预备姿势。然后做腰部充分前屈和后伸动作，各8～16次。

5. 腰部回旋运动　患者取站立位，两足分开与肩同宽，两手叉腰。腰部肌肉放松，做好预备姿势。腰部先缓慢做顺时针及逆时针方向旋转各1次，然后由慢至快，幅度由大至小，按顺逆时针方向交替回旋，各8次。

6. 腰部侧体运动　患者取站立位，两足分开与肩同宽，两手叉腰，腰部肌肉放松，做好预备姿势。然后做腰部向左、向右侧伸展动作，各8～16次。

7. 滑墙运动　患者取站立位，两足分开与肩同宽，两臂叉于侧腰，背靠墙壁，缓慢下蹲向下滑动，直到呈坐姿，此时两膝弯曲，保持此姿势5秒钟，然后上滑回原姿势，重复做8次。

8. 伸腿运动　患者仰卧于床上，双臂放于身体两侧，一条腿屈膝踏在垫上；另一条腿抬起伸直，离垫45°，持续3～5秒钟，恢复原位。换另一条腿按同法进行锻炼,各反复做 8～16 次。

9. 仰卧起坐运动　患者仰卧于床上,双臂放于身体两侧。双脚平放于垫上,缓慢地收腹,将头和上体抬起。两手臂向前平举,两手触膝持续 3～5 秒,恢复原位。反复做 8～16 次。

10. 飞燕运动　患者俯卧于床上,双臂放于身体两侧,双腿伸直,然后将头、上肢和下肢同时用力向上抬起,避免肘和膝关节屈曲,要始终保持伸直,如飞燕状,待续 3～5 秒,恢复原位。反复做 8～16 次。

11. 拱桥运动　患者仰卧于床上,双腿屈曲,以双足、双肘和后头部为支点(五点支撑)。用力将臀部向上抬高,如拱桥状,待续 3～5 秒钟,恢复原位。反复做 8～16 次。

二、物理疗法

物理疗法多分为光热照射、电或磁刺激、超声传导等。这些人工产生的刺激作用于腰部,抑制病变周围神经兴奋,改善周围血液循环,缓解肌肉痉挛,起到消除水肿、促进炎性物质吸收功效。目前常用的理疗方法有微波照射、红外线照射、超短波和电疗中频等方法。

三、预防和保健

1. 预防

(1) 腰肌劳损患者应特别注意坐、立、卧姿势,良好的坐、立、卧姿势可有效地防治腰肌劳损。

首先是坐姿。应选择硬背靠椅,并在靠椅上垫置薄薄的软垫,坐时臀部紧靠椅背,使腰椎间前凸 50°,然后稍微放松,或在腰部放置靠垫,双肩胛骨紧靠椅背。

其次是立姿。正确的姿势为挺胸、收腹、提臀、提肛,腰椎间前凸 50°,然后再放松,可预防腰痛。

最后是卧姿。应选择硬板床,仰卧位时腰下垫层薄薄的软枕头,侧卧时双膝可屈曲,睡觉时腰部应尽量放平。要注意自我调节,劳逸结合,避免长期固定在一个动作上和强制的弯腰动作。

(2) 减少弯腰的次数,若捡物品时尽量蹲下后再捡,以减小弯曲的幅度,举重物时不可弯腰提举,应先半蹲后再提举,举起时腰椎尽量向前凸,使腰椎受力均匀。

(3) 枕头高低适中。枕头过高,会使腰椎生理前凸变直或消失,这样就会引起腰肌劳损。枕头过低,会给腰椎增加不合理的负担。对于腰痛患者来说,应以高低适中、硬些的枕头为好。一般可选用荞麦皮、蒲绒、木棉、绿豆壳等物作为充填物。高度以头颈部压下后与自己的拳头高度相等或略低一些为宜。

(4) 床铺软硬要适度。应选择既可以使全身得到休息,但又不过度改变脊柱的生理性弯曲的床最为理想。在硬板床上加一个 5~10 cm 厚的软垫即可。

(5) 少穿高跟鞋。穿高跟鞋站立行走,会因骨盆的轻度前倾及腰后伸,导致腰背部肌肉持续紧张,也易产生腰肌劳损。应选择一般布鞋或皮鞋,鞋跟<3 cm,鞋底呈斜坡状为宜。

(6) 肥胖者应减肥,以减轻腰部的负担。

2. 保健方法

(1) 游泳:可以起到预防腰肌劳损的作用。因为游泳时腰部得到运动,周围的肌肉得到放松,从而使紧绷的肌肉得到缓解。对于久坐一族而言,游泳不失为一种很好的健身运动。

(2) 放风筝:对于一些爱好户外运动的人来说,平时放风筝,不仅可以愉悦身心,亲近自然,对腰肌劳损也具有一定的预防作用。因为放风筝时,需要手牵引线、来回奔跑、有张有弛,使手臂、腰部及腿部的肌肉得到有效锻炼。所以,对于许多伏案工作者而言,放风筝是锻炼脊柱的最好方法之一。

(3) 倒走:倒走散步的锻炼方法,可以使人体骨盆倾斜方向与正常前行时相反,从而使腰部肌肉得到松弛和调节,有利于劳损部位的康复。此外,倒走还可以起到舒筋活络、强身健骨的作用,长期坚持下来,对改善腰背疼痛的症状有很好的效果。

(4) 伸懒腰:长期伏案工作的人,由于腰部骨骼经常处于不自然的曲度,容易造成腰肌劳损、腰椎间盘突出等疾病。而伸懒腰通常是腰往前、手往后的拉伸过程,这样正符合人体骨骼原有的姿态。

(5) 下蹲:对于不便行动的老年人来讲,多做下蹲动作也可以起到预防腰肌劳损的作用。下蹲可以改善下肢的血液循环及神经功能。下蹲时，由于大腿与腹部肌肉的碰撞、臀部肌肉的收缩与舒张，以及腰部的屈伸运动，可对腰部产生很好的锻炼作用。老年人在锻炼时，最好找一件借力的工具，如手扶床头或门框。

第五章

腰椎间盘突出症

第一节 概　　述

腰椎间盘突出症又称腰椎纤维环破裂症或腰椎髓核脱出症，是骨伤科门诊常见病，其典型症状为腰痛伴下肢放射痛，症状往往经休息后可缓解，但易于反复，时轻时重，随着病程日久其缓解间隔期逐渐变短而疼痛逐渐加重。现如今科技日新月异地发展，让人们生活便利，但也在无形中改变了人类起居生活习惯、工作方式等，腰椎间盘突出症的发病率也在逐年递增。目前，学者普遍认为该病的发作原因主要是随着年龄的增长、腰部长年累月的劳损，导致腰椎间盘发生退行性变，在经受一次突发、较大外力刺激或长期轻度外力积累下最终导致腰椎间的纤维环破裂，包裹于其中的髓核突出，对相应的神经根、血管，甚至脊髓等组织压迫刺激，出现腰部疼痛并伴有神经相对应区域放射痛等症状的一种病变。

祖国医学对腰椎间盘突出症目前最早的医案记载于《史记·扁鹊仓公列传》。原文记载"天雨，黄氏诸倩见建家京下方石，即弄之。建亦欲效之，效之不能起""腰脊痛，不可俯仰又不得小溲"。原文意思就是黄氏的几个女婿下雨天搬重物后引起腰痛并且活动受限，小便失去控制，在这一段话中可以看到古人很早就认为天气、搬重物这些原因可以引发腰背痛，甚至小便失禁，这与当今的现代研究所讲的病因及表现不谋而合。中医将之称为"腰痛连膝""腰腿痛"。《黄帝内经》中《素问·刺腰痛篇》记载："衡络之脉令人腰痛，不可以俯仰，仰则恐仆，得之举重伤腰，衡络绝，恶血归之"。衡络之脉指的是带脉，由于受到外伤伤及带脉引起其气滞血瘀，最终导致了腰痛且俯仰受限。《灵枢·邪客》云："肾有邪,其气留于两腘。……固不得住留,住留则伤筋络骨节,机关不得屈伸,故病挛也。"该文指出了腰腿痛病机所在。《医学心悟》也云:"腰痛拘急,牵引腿足。"指出了该症为腰部牵掣痛并伴有下肢的放射痛。祖国医学认为其病因复杂多样,主要认为有风寒湿三邪、痰浊、素体本虚、肾虚、跌扑损伤、闪挫、情志等因素。《诸病源候论》云:"凡腰痛有五:一曰少阴,少阴肾也。十月万物阳气伤,是以腰痛;二曰风痹,风寒著腰,是以痛;三曰肾虚,役用伤肾,是以痛;四曰暨腰,坠堕伤腰,是以痛;五曰取寒眠地,为地气所伤,是以腰痛。"这应该是古人对腰椎间盘突出症的病因病机认知较全面的一篇记载,主要认为是由于肾气虚衰、感受风寒外邪、跌扑损伤及久劳等所致。《金匮翼》云:"瘀血腰痛者,扭挫及强力举重得之,盖腰者,身之要,屈伸俯仰……令人卒痛不能转侧,其脉涩,日轻夜重是也。"说明了举重物、腰部扭挫伤也会引起本病,其发病机制主要是气血凝滞,脉络瘀阻。《医学心悟》载:"大抵腰痛悉属肾虚……"古人认为腰痛与肾气的虚弱有关。近代刘柏龄教授认为腰痛内因以肾虚居多并兼风寒湿热邪,引起气机不畅经络不通。临证首辨标本缓急,次辨内伤外感,再辨虚实。韦贵康教授则认为该病因脊柱力平衡失调引起失稳、关节错位导致病灶周围软组织痉挛阻碍气血运行,脉络不通进而引起内脏功能紊乱。徐昌伟教授针对腰椎间盘突出症提出肝肾为其本,气血为其道,夹风、寒、湿为其标。临床不拘泥于传统中医分型,用药上重在补益肝肾,重视调节气血,扶正祛邪。其手法理论认为长期的病痛打破了人体拮抗肌之间的力学平衡,反作用于骨骼引起脊柱结构变化,导致骨赘及椎间盘病变,最终刺激神经系统引起其支配区域的肌肉病变加剧,由此产生恶性循环。

近年来,国内学者的流行病学研究报道显示,腰椎间盘突出症的主要疾病群体为20～30岁的青壮年,男性多于女性,其中以L4～L5及L5～S1椎间盘突出为主,其在腰椎间盘突出症的比率中可达95%。

中医药治疗腰椎间盘突出症具有简便易操作、不良反应小、创伤小、疗效显著等优势,临床研究表明,绝大多数患者通过严格的保守治疗可临床好转甚至治愈,只有约15%的患者则需要手术治疗。因此,综合治疗该病是未来的大发展趋势。

第二节 临床表现

腰椎间盘突出与腰椎间盘突出症虽一字之差,但其中差别甚大。前者主要指的是影像学概念,即通过腰椎间盘 CT 或腰椎 MRI 等检查发现椎间盘向一侧突出,腰椎间盘突出并不代表就是患了腰椎间盘突出症,两者不可混淆。腰椎间盘突出症的典型症状是腰痛伴下肢放射性疼痛。追问病史,发病前常有一次腰部扭伤牵拉史或长期腰部慢性劳损史。有的临床表现可先有腰痛,此后逐渐出现下肢疼痛,但也有腰部及下肢同时疼痛者。这里要提出的是临床表现上单纯出现腰痛时不能盲目诊断为腰椎间盘突出症,只有患者出现真性坐骨神经疼痛、运动及感觉神经异常等一系列症状时才可以考虑诊断为腰椎间盘突出症。腰椎间盘突出症急性发作时疼痛症状较为剧烈,腰部活动受限明显,咳嗽、打喷嚏、排便等一系列引起腹压增加的活动均会使疼痛加剧。下肢症状主要以单侧居多,但有些巨大型突出也可有双下肢症状。下肢放射性疼痛沿坐骨神经走行或神经根分布区域放射,疼痛部位固定,临床上多由臀部开始放射至大腿及小腿后外侧,远端至足底、足背、足趾部。对于长期神经根受压或受压程度较重的患者,其多伴有下肢麻木或感觉异常,其麻木区域与神经根受压分布区域一致。临床也有部分交感神经刺激的患者主诉下肢发凉,检查可发现患侧皮温较检测减弱,也有些患者下肢水肿。需要谨慎的是如果发现有二便异常或失禁、鞍区麻木等表现,要考虑为腰椎间盘脱出,甚至脱出物掉入椎管所致的马尾神经受压。

一、体征

1. 脊柱姿势异常　腰椎间盘突出症患者常有腰椎生理曲度变直,甚至反张、腰椎侧凸畸形,这些代偿性体征均为机体为缓解疼痛的保护性体位。

2. 腰部活动受限　腰椎间盘突出症患者常伴有腰部活动不同程度受限,其中以后伸受限为主。

3. 压痛点及下肢放射性痛　通常腰椎间盘突出症患者的病变椎体旁有明显压痛,刺激压痛点后通常伴有下肢放射性痛,同时叩击病变椎体也可及下肢呈放射性痛。

4. **直腿抬高试验** 该体格检查对诊断腰椎间盘突出症有着重要意义。嘱患者仰卧位,双下肢伸直,先抬高健侧肢,一般高度可达 80°～90°,除腘窝部感觉紧张外无其他不适症状,然后抬患侧肢体,通常 50°即出现腰痛及下肢放射性痛即表示阳性。然后将患肢稍往下放至不痛的角度,将踝关节背屈,若再次出现疼痛则考虑加强试验为阳性。如果是巨大型或中央型腰椎间盘突出症,抬高健侧肢体时,由于健侧的神经根和神经鞘膜的紧张性传至患侧神经根,则引起患侧腰及下肢反射痛。

5. **屈颈试验** 患者取仰卧位,检查者一手置于患者胸前,一手置于患者枕后缓慢、柔和地使患者颈部屈曲,若出现腰痛及下肢放射性痛,则为阳性。屈颈时会使脊髓上升 1～2 cm,神经根受到牵拉,故使其受压神经分布区域出现疼痛。

6. **跟臀试验** 患者取俯卧位,将患侧肢膝关节屈曲 90°,向上提拉小腿,若出现大腿前侧疼痛考虑阳性,提示 L3～L4 神经根有病变可能。

7. **腱反射改变** L4 神经根受压引起膝腱反射减弱或消失;S1 神经根受压则引起跟腱反射减弱或消失。

8. **肌力减弱及肌萎缩** 神经根受压后其支配的肌肉会出现肌力减退、肌萎缩。L5 神经根受压会引起伸𧿹肌肌力减退,S1 神经根受压则引起跖屈肌力或立位单腿翘足跟力减退,肌力检查时需注意两侧对比。腰椎间盘突出症病程日久的患者常有患肢股四头肌、腓肠肌、胫前肌的萎缩。

9. **皮肤感觉障碍** 腰椎间盘突出症患者受累神经根所支配区域的皮肤感觉异常,常表现为麻木、针刺样疼痛、感觉减退。L5 神经根受压常表现为小腿前外侧、足背前内侧、足跟处感觉异常;S1 神经根受压常表现为小腿后外侧、足背外侧感觉异常;若出现马鞍区麻木,肛门括约肌、膀胱功能障碍则考虑中央型突出,马尾神经受压。

二、实验室检查

1. **X 线检查** 常规拍摄腰椎 X 线正侧位片,亦可加拍腰椎动力位 X 线片明确腰椎稳定性,若考虑滑脱还需加拍腰椎 X 线正、斜位片。腰椎间盘突出症患者 X 线表现通常侧位片可见椎间隙狭窄,腰椎生理性曲度变直,椎体上下缘唇样增生。但 X 线检查对腰椎间盘突出症的诊断十分有限,特异性较低,容易出现漏诊甚至误诊。

2. CT检查及腰椎MRI检查　对诊断腰椎间盘突出症有较大价值,可以直观显示突出物,并可以观察突出部位的神经根、硬膜囊征象。CT检查速度快、扫描范围广,但是由于CT检查是通过X线束进行扫描的,放射性物质会对机体产生一定的影响。MRI较CT检查的检出率更高,可以全方位观察影响,对疾病的诊断也更加准确全面,准确反映椎间盘情况,方便对游离的椎间盘进行观察,对一些微小的病变因素也能很好地反应,对患者的后期治疗具有极为重要的作用,有利于提高患者后期的治疗有效率。

3. 肌电图检查　通过检查神经传导、肌肉电活动等情况,可确定神经的功能状态及神经根性损害的部位和范围,评估病情的严重程度,神经肌电图检查对腰椎间盘突出症的定位诊断与腰椎MRI检查高度相关,并且可发现腰椎MRI未描述的神经根损害,弥补影像学检查的不足,为临床治疗方案的选择提供依据。

第三节　诊　断　要　点

一、诊断要点

对于腰椎间盘突出症,需要从临床病史、临床症状、体格检查、影像学检查资料等综合的分析才能得出诊断。具体参照《上海市中医病证诊疗常规》第2版拟定的腰椎间盘突出症诊断标准如下:

(1) 有腰部外伤、慢性劳损或受寒湿史。大部分患者在患病前有慢性腰痛史。

(2) 常发生于青壮年。

(3) 腰痛向臀部及下肢放射,腹压增加(如咳嗽、打喷嚏)时疼痛加重。

(4) 脊柱侧弯,腰椎生理弧度消失,病变部位椎旁有压痛,并向下肢放射,腰活动受限。

(5) 下肢受累神经支配区有感觉过敏或迟钝,病程长者可出现肌肉萎缩。支腿抬高或加强试验阳性,膝、跟腱反射或减弱或消失,踇趾背伸肌力减弱。

(6) X线摄片检查显示脊柱侧弯,腰椎生理前凸消失,病变椎间隙可能变窄,相邻椎体边缘可有骨赘增生。CT 检查可显示椎间盘突出的部位及程度。

在诊断标准的基础上,临床医师还需要重视定位诊断,通常以疼痛部位、压痛点、感觉异常区域、腱反射异常及肌力改变、肌肉萎缩等来判定神经根受压节段,精确的诊断能为提高治疗效果打下良好的基础(表 5-1)。

表 5-1 不同节段腰椎间盘突出的定位诊断

突出阶段	L3、L4	L4、L5	L5、S1
受累神经	L4	L5	S1
疼痛部位	骶髂部、大腿外侧及小腿前侧	骶髂部、大腿和小腿外侧	骶髂部、大腿、小腿及足跟外侧
压痛点	L3、L4 棘间及棘旁	L4、L5 棘旁	L5、S1 棘旁
感觉异常区	小腿前内侧及大腿前侧	小腿前外侧及足背内侧	小腿后外侧、外踝后及足外缘
肌力改变	伸膝无力	拇背伸肌力减弱	拇及跖屈肌力减弱
肌肉萎缩	股四头肌	胫前肌	腓肠肌
反射改变	膝反射减弱或消失	无改变	跟腱反射减弱或消失

二、常见鉴别诊断

1. 腰椎管狭窄症　常发生于中老年人,腰腿痛、间歇性跛行为主要症状,下肢酸胀、麻木,无力,站立行走时症状明显,休息、下蹲时症状减轻,临床上主诉多、体征少。脊髓碘油造影或 CT 检查等可明确诊断。

2. 腰椎结核　结核发病缓慢,渐进性加重,常伴有午后潮热、周身乏力、盗汗,身体逐渐瘦弱,疼痛特点为休息轻,白天重,晚上轻,活动后加重,追问病史常有肺结核史。腰椎正侧位 X 线检查往往可见椎间隙变窄甚至消失,CT 检查可见明显的骨质破坏及冷脓肿形成。

3. 股骨头坏死　股骨头坏死患者容易出现下肢放射性痛,查体时腰部症状不明显,但是髋部体征检查为阳性,但无下肢麻木。腰椎 X 线平片再加骨盆 X 线平片检查可进行鉴别诊断。

4. 带状疱疹　带状疱疹会沿着神经走向产生一系列疼痛,由于骨伤科门诊检查很少要求患者脱衣裤,从而导致未能发现疱疹,医生往往按腰椎间盘突出症来处理,造成误诊。有些带状疱疹前驱期也会出现皮肤感觉疼痛等异常,这也是临床极易疏忽的。

第四节 中医适宜治疗技术

一、常见中医适宜技术

临床常采用单一或联合几种以上综合治疗手段,包括中草药口服辨证施治、手法治疗、针灸、拔罐、中药外治等。

1. **中药外用** 临床目前多采用麝香解痛膏、奇正消痛贴、活血止痛膏等痛点外用敷贴。也可取中药蒸敷于患处以达活血化瘀、芳香化湿、行气通络止痛等功效。但老年患者及皮肤过敏者注意外敷膏药不宜时间过久,一般以8～10小时为宜。

2. **针灸治疗** 根据经络理论选取相应腧穴,基本穴一般为肾俞、环跳、足三里、阳陵泉、昆仑、三阴交、局部阿是穴,血瘀型加膈俞穴;寒湿型加合谷穴;湿热型加阴陵泉穴;肝肾亏虚型加肾俞穴。针刺手法根据临证辨证,宜平补平泻,或以补为主,或以泻为主,配合拔罐、红外线治疗舒筋通络。

3. **手法治疗** 腰椎间盘突出症手法治疗繁多,此处不加累述,主要归纳为松、扳、牵、理4个步骤。临床需根据不同患病年龄、病程、发病类型等选择相对应的手法。需注意手法的适应证,其适用于青壮年、初次发病病程短者、病程较长但体征较轻者。对于巨大型突出、髓核脱出、长期反复发作且手法效果不佳等情况手法需谨慎。

4. **中药辨证治疗** 主要分为寒湿型、血瘀型、湿热型和肝肾亏虚型。

(1) 寒湿型:治宜温经散寒,祛湿止痛。可用羌活胜湿汤加减。

(2) 血瘀型:治宜活血化瘀,理气止痛。可用身痛逐瘀汤或和营止痛汤加减。

(3) 湿热型:治宜化痰除湿,通络止痛。可用二妙散加减。

(4) 肝肾亏虚型:宜滋肾养肝,佐以活血通络。可用独活寄生汤加减。

5. **腰托保护** 通过腰围固定来稳定脊柱,起到保护腰椎的作用,但应注意不可长时间佩戴,以免产生腰背肌肉萎缩,建议每天不佩戴时间<4小时,同时应加强核心肌群的功能锻炼。

二、中医特色适宜技术(三期特色疗法)

根据腰椎间盘突出症发病时间、临床表现、体征,可将其临床上分为3期,即急性期、缓解期、恢复期。对不同的分期施以中医针灸推拿、中药等适宜技术,这种针对性治疗提高了临床疗效,并减轻了患者不必要的苦痛,突出了中医治疗适宜技术"简、便、效、廉"的特点,也体现了中医"因人制宜"的理论观点。

(1)急性期:发病时间在7~10天内,症状表现为以腰腿部疼痛为主,也可有神经损害表现,如患肢刺痛、麻木。体征为腰部活动明显受限、腰部肌肉明显痉挛、腰部局部压痛(++)、直腿抬高试验及加强试验阳性。

(2)缓解期:发病时间在14~28天内,症状表现为以下肢放射性痛为主,中度腰痛,主要体征为腰部肌肉痉挛、腰部局部压痛(+)、可有腱反射减弱,直腿抬高试验及加强试验阳性,有神经损害表现,如针刺感、麻木,甚至肌力、感觉减退。

(3)恢复期:发病时间为4周以上,症状表现为轻度腰痛、下肢放射痛,体征为腰椎活动度轻度受限、直腿抬高试验阳性,腰部局部压痛(+)。

(一)急性期:针刺腰痛穴配合魏氏悬足压膝手法

1. 操作准备 无菌性一次性针灸针具、75%乙醇或0.2%安尔碘或碘伏棉球、医用镊子,操作前患者情绪充分放松,操作者术前双手消毒。

2. 操作流程 患者取仰卧位,于患者双手腰痛穴,腰痛穴定位:手背,在第2~3掌骨及第4~5掌骨,腕横纹与掌指关节中点处(腕背横纹下1寸),一手两穴。常规消毒后,用无菌性一次性针灸针4支,分别斜刺1~1.2寸(30°~45°),每穴1针,捻转至患者有酸胀感。留针,取患侧肢,术者一手手掌托住同侧患者足跟,手掌及前臂前端压住其足底使其踝背伸90°;另一手按住其膝部,双手对向施力使其伸膝,反复5~7次,其间逐渐加大屈髋及伸膝幅度。患者取侧卧位,分别于左右两侧各行腰部斜板法一次。术毕,嘱患者平卧10分钟,去针。

急性期除针刺手法外,可配合中药内服,急性期治疗以散结通络、活血止痛为主。

自拟方:全蝎6g,蜈蚣2条,蕲蛇6g,胆南星9g,三棱9g,莪术9g,生甘草9g。

3. 注意事项 由于针刺腰痛穴刺激较大,术前需询问患者有无晕针史,手法宜轻柔,切忌暴力。急性期操作后嘱患者仍以卧床静养为主。服用虫类药期间,需兼顾脾胃。

4. 疗程与疗效 以上针刺手法每周2～3次,疗程2周,共5次。操作前后比较腰椎活动度、直腿抬高高度、腰肌紧张程度。悬足压膝手法属魏氏伤科手法中针对患者直腿抬高困难、腰部活动受限等症状的特色治疗手法。悬足压膝操作时可使神经根在椎管内产生一定的位移,配合斜扳法可松解神经根粘连,改善步态。

(二) 缓解期:三部五穴七法配合中药内服

1. 操作准备 操作前让患者情绪充分放松,操作者术前双手消毒。

2. 操作流程

(1) 三部:仰卧(拔伸);侧卧(改良斜扳);俯卧(滚、揉、按、拍、擦)。

(2) 五穴:腰阳关、十七椎、环跳、阳陵泉、承山。

(3) 七法:①滚法:患者取俯卧位,医者站在患者一旁,于患侧腰臀及下肢用轻柔的滚法治疗3～5分钟,并以腰部为主;②按法:取患侧下肢阿是、环跳、承扶、委中、承山等位,用按法,得气为度,每穴0.5～1分钟;③弹拨:弹拨压痛点及环跳等穴位各3～5次,用力先轻后重,耐受为宜;④拔伸:令患者握持床头固定物,医者站于床尾,双手握住患侧下肢跟部,沿与水平面30°角方向拔伸患侧下肢,持续3分钟;⑤斜扳:患者侧卧,患侧在上,卧侧下肢伸直;另一下肢屈曲放于对侧小腿之上,医者一手按住肩前方;另一手按髂脊后方,同时拇指抵住病变节段腰椎,双手同时反方向用力,使脊柱发生旋转,可听到"咔嗒"声;⑥擦法:擦腰骶部、腰部膀胱经,透热为度;⑦拍法:拍腰骶、股外侧、小腿外侧诸部。一般拍打3～5次,对肌肤感觉迟钝麻木者,可拍打至表皮微红充血为度。

3. 中药 在手法治疗后,行中药辨证施治,在辨证的基础上加用活血通络药物。

(1) 寒湿型:腰腿冷痛重着,转侧不利,静卧痛不减,受寒及阴雨疼痛加重,肢体发凉。舌质淡,苔白或腻,脉沉紧或濡缓。

治法:祛风除湿,散寒止痛。

方药:羌活胜湿汤加桃仁、红花、三棱、莪术、地龙等。羌活9g,独活9g,藁本9g,防风6g,炙甘草6g,川芎6g,蔓荆子9g。

(2) 血瘀型:腰腿痛如针刺,痛有定处,日轻夜重,腰部板硬,俯仰转侧困难,痛处拒按。舌质紫暗,或有瘀斑,脉弦紧或涩。

治法:活血化瘀,通络止痛。

方药:自拟腰突症2号方加加桃仁、红花、三棱、莪术等。当归9 g,赤芍15 g,白芍30 g,僵蚕9 g,地龙9 g,徐长卿15 g,稀莶草15 g,大力子9 g,路路通15 g。

(3) 湿热型:腰部疼痛,腿软无力,痛处有热感,遇热或雨天痛增,活动后痛减,恶热口渴,小便短赤。苔黄腻,脉濡数或弦数。

治法:化痰除湿,通络止痛。

方药:二妙散加三七、地龙、三棱、莪术等。苍术9 g,黄柏9 g,当归15 g,甘草6 g,地龙9 g,赤芍9 g,茯苓15 g。

(4) 肝肾亏虚型:腰部酸痛,腿膝乏力,劳累更甚,卧则痛减。偏阳虚者面色㿠白,手足不温,少气懒言,腰腿发凉,或有阳痿、早泄,妇女带下清稀;舌质淡,脉沉迟。偏于阴虚者咽干口渴,面色潮红,倦怠乏力,心烦失眠,多梦,或有遗精,妇女带下色黄味臭;舌红少苔,脉弦细数。

治法:滋肾养肝,佐以活血通络。

方药:自拟腰突症1号方加桃仁、红花、三棱、莪术等。独活9 g,寄生15 g,牛膝9 g,当归9 g,地龙9 g,徐长卿15 g,稀莶草15 g,大力子9 g。

4. 注意事项　根据患者病情采用理筋、通络等手法,以轻柔摩、擦、一指禅推、滚法为主,对于年龄较大、骨质疏松等一般情况较差者,切忌暴力手法,配合药物按摩舒筋活血通络止痛。

5. 疗程与疗效　手法总计时间为15分钟,每周3次,9次为1个疗程。操作前后比较腰椎活动度、直腿抬高高度、腰肌紧张程度。手法推拿有利于纠正硬膜囊及神经根的高张力,有利于炎症消退和小关节紊乱的纠正,并可使突出的髓核回纳或移位。其主要通过两方面的作用机制:①手法可通过降低5-羟色胺等外周致痛物质和升高β-内啡肽等内源性镇痛物质达到镇痛作用;②手法可使由于椎间盘突出而导致的脊柱平衡失调重新得到调整,进而减轻和消除脊神经根和(或)椎动脉、静脉的压迫,恢复神经根管和(或)椎管内外的血液循环,最终达到消肿减压,恢复神经功能的目的。

(三) 恢复期:自编健腰操配合补肾活血治疗

1. 操作流程

(1) 屈膝拱腰:仰卧,屈膝足踩床面,以双手、双足及颈项部为支撑点,尽量挺腰、使身体成拱桥状,上下各10次(图5-1)。

（2）手膝爬行：以双手及双膝着地，可圆形爬行，每次3分钟（图5-2）。

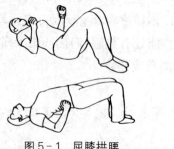
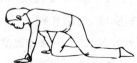

图5-1 屈膝拱腰　　　　图5-2 手膝爬行

（3）展翅抱膝：两脚分开站立，抬头挺身，两手由前向上侧上举，尽力将身体舒展；然后双脚并立下蹲，两手抱膝，尽量将身体团紧，最后挺身直立，连续做10次（图5-3）。

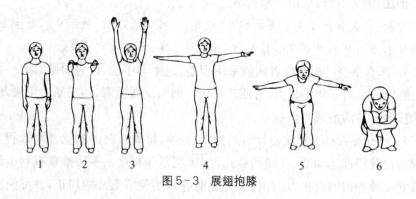

图5-3 展翅抱膝

（4）旋腰搭肩：脚不动，以腰脊为纵轴身体向右转动90°，同时左手经体前由下向右上方曲臂划弧，至右肩部位，眼看左手；上体向左转动，左手跟随继续经脸前向左划至左侧下，同时右手也向左划弧，当右手划至左肩部位时眼看右手。左右连续各做10次（图5-4）。

（5）托腰倒走：直立后伸双手托腰倒走，每次5分钟。锻炼中根据患者自身情况量力而行，循序渐进，以锻炼后不感疲劳及疼痛加重为宜，每个动作之间注意呼吸运动配合，不要强行屏气（图5-5）。

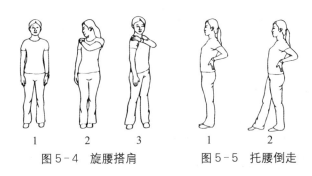

图 5-4 旋腰搭肩　　图 5-5 托腰倒走

自编健腰操锻炼期间配合补肾活血汤加减以固本培元,搜风通络。

拟方:熟地9g,山萸肉9g,枸杞15g,菟丝子12g,补骨脂9g,当归9g,红花6g,苁蓉9g,独活9g,地龙15g,蕲蛇6g。

2. 注意事项　锻炼中根据患者自身情况量力而行,循序渐进,以锻炼后不感疲劳及疼痛加重为宜,每个动作之间注意呼吸运动配合,不要强行屏气。

3. 疗程与疗效　健腰操隔日一次,10次1个疗程。操作前后比较腰椎活动度、直腿抬高高度、腰肌紧张程度。早期主动的腰背肌功能锻炼,促进了背伸肌和韧带的力量,减轻了椎间盘突出后椎管内的压力,增强了脊柱相关联的肌肉、韧带的协调性和柔韧性,完善了主动稳定系统功能;从而恢复腰椎最佳的生物力学动态平衡状态,解除神经根压迫,达到减轻炎症和消除腰臀腿痛,促进活血通络,纠正腰椎畸形,减少复发,增强腰腿肌力的目的。

第五节　西医适宜治疗技术

一、腰椎牵引治疗

1. 操作准备　排除牵引禁忌证:①年迈体弱、全身状态不佳者;②病程较久、腰椎间盘脱出的患者;③椎体骨质有破坏者;④结核、肿瘤等骨质破坏和骨质疏松症的患者;⑤凡牵引后有可能加重症状者:如腰椎滑脱、脊柱侧弯畸形明显、心血管疾病及精神不正常者慎用,以防病情加重或发生意外。

2. 操作流程

(1)患者躺在牵引床上,用固定装置固定腰椎。

(2) 牵引重量腰椎牵引重量以患者体重的 1/2 开始,可根据患者不同情况加减。每次 20 分钟,每天 1 次。

3. 注意事项

(1) 牵引床应定期保养。

(2) 牵引应以患者感觉舒服和牵引后症状减轻为目标。

(3) 有严重内科疾病的患者禁用。

(4) 言语表达不清及运动功能障碍的患者需在家属陪同下治疗。

4. 疗程与疗效　每次 20 分钟,每天 1 次,每周 2～3 次,10 次 1 个疗程。牵引疗法对突出物在神经根外侧者疗效佳,突出物在神经根内侧或伴有神经根粘连者疗效较差。

二、骶管封闭疗法

1. 操作准备　穿刺包一个,2% 利多卡因、曲安奈德各 1 支,已排除骶管封闭的禁忌证:①既往曾行腰椎手术病史;②一侧或两侧下肢肌力显著下降;③合并有马尾综合征;④巨大型椎间盘突出(超出椎管矢状位中线 50%)或脱垂型椎间盘突出;⑤腰椎真性滑脱、腰椎存在失稳;⑥全身感染或腰椎局部感染;⑦合并风湿免疫性疾病;⑧对利多卡因或曲安奈德有过敏病史;⑨妊娠期。

2. 操作流程　患者取俯卧位,以骶管裂孔为穿刺点,常规消毒、铺巾,局部麻醉满意后,穿刺针与水平面呈 30°～45°角度向下、向骶管方向进针,穿过骶尾韧带后如有突破感,说明针尖已进入骶管。若穿刺针遇到骨性阻挡,考虑为穿刺针到达骶管前壁,遂调整穿刺角度后继续进针。穿刺回抽无血方可推药,推药过程应无明显阻力。注射过程中患者常感到患侧臀部或下肢放射痛、麻木不适,为正常的反应。注射药液配制方法:2% 利多卡因 10 ml 和曲安奈德 40 mg 加入生理盐水 20 ml。术毕,嘱患者卧床静养。

3. 注意事项　熟悉解剖定位,严格无菌操作流程,操作期间注意回抽,推药时应缓慢、均匀。

4. 疗程与疗效　每周一次,2～3 次为 1 个疗程。此方法可改善局部组织的血液循环,促进炎性反应物的吸收,抑制纤维细胞和结缔组织的增生,减轻神经根于周围组织的粘连。

第六章

外科急腹症

第一节 概 述

急腹症是一种以急性腹痛为主要表现的临床症象。除了外科疾病外，内科、妇产科、神经科以至于全身性疾病都可引起急性腹痛。急腹症是外科急诊中的常见病，如急性阑尾炎、急性胆囊炎、溃疡病急性穿孔、急性肠梗阻之类。往往需要外科手术治疗。

对有些急腹症采用中西医结合的诊治方法，在我国已有40多年的历史，积累了较为丰富的临床经验。

中医治疗在以下3个方面取得的成果被认可：①重症胆管炎、急性重型胰腺炎，以及继发性腹膜炎等危重急腹症的中西医结合治疗，包括手术疗法在内的综合治疗中，发挥中医药的作用，以便提高治愈率，减少并发症及降低死亡率。②改善危重患者过度的炎症反应及异常免疫反应方面，中医药的某些作用已得到证实，其应用前景十分广阔。③围术期的中西医结合治疗，对于提高患者对手术创伤的耐受能力，减少并发症及减轻患者痛苦，起到了有益的作用。

了解中西医结合诊治原则，吸取中西医结合研究的新进展，对于工作在不同级别医疗单位的广大外科医生来说是十分必要的，对促进我国腹部外科学的发展，更好地为广大患者服务，将是十分有利的。

第二节 中医疗法和药物的应用

中药在中西医结合治疗急腹症中的应用，有以下特点：在用药的根据上，除根据传统的中医理论进行选方用药外,也可结合现代医学的病因、病理学知识,选用相应的药物与方剂;其次,在药物的剂型上,除使用传统的汤剂、丸剂、散剂外,还可成功地使用注射剂、片剂及胶囊剂,扩大了用药途径,提高了临床疗效。

下面就急腹症常用八法的适应证、代表方剂及常用药物作一简要介绍。

一、通里攻下法

本法简称"下法""攻下法"或"泻下法",是急腹症常用治则之一。根据"六腑以通为用"及"不通则痛"的学说,通里攻下法主要用于具有里、实、热证见证的腹痛、腹胀及大便秘结等临床病象的患者。采用不同的方剂与药物,日分别达到下实、下热、下瘀、逐水、排石及驱虫治疗目的。

1. 寒下法　对于里、实、热证,根据"热者寒之"的原则,采用寒下法。在急腹症中,主要用于各种炎性急腹症、大多数急性肠梗阻及有里热表现的消化道出血等。配合清热利湿及疏肝理气药物,用于利胆排石,配合驱虫药用于治疗胆道及肠道蛔虫症。常用药物有大黄、芒硝、番泻叶及芦荟等。大承气汤(大黄、厚朴、枳实、芒硝)为其代表方剂。

2. 温下法　对于寒实证,根据"寒者热之"的原则,采用温下法。常用于有寒实见证的早期机械性肠梗阻及某些动力性肠梗阻,对于无并发症的胆道蛔虫症及胆绞痛亦可选用。常用的药物为巴豆,如在大黄等寒下药物中,加用附子、细辛,亦可组成温下方剂。三物备急丸(巴豆、大黄、干姜)及大黄附子细辛汤为其代表方剂。

3. 峻下逐水法　对于水饮内停的实证,在通里攻下方剂中加用攻水逐饮的药物,通过腹泻使积存在腹腔及肠腔内的液体排出。在急腹症中,常用于肠腔积液较多的机械性肠梗阻、麻痹性肠梗阻及重型胰腺炎等。甘遂为常用的药物,代表的方剂有甘遂通结汤(甘遂末、桃仁、赤芍、牛膝、厚朴、木香、大黄)及大陷胸汤(大黄、芒硝、甘遂末)等。

4. 润下法　对于年老体弱、久病伤阴的患者,宜采用润下法。常用于慢性便秘或部分性肠梗阻。常用的药物有火麻仁、郁李仁、蜂蜜等,麻子仁丸(大黄、厚朴、枳实、麻仁、杏仁、芍药)为其代表方剂。

在使用通里攻下法时,首先要掌握适应证与禁忌证,有可下之证方能用攻下之药;其次要合理选择攻下方法,根据寒热虚实的不同选用不同的下法或进行药物配伍；再次要注意掌握分寸，药力不足不能达到攻邪的目的，但过用攻下也难免伤正。攻下后还应注意调理脾胃或疏通气血。

二、清热解毒法

本法简称"清法"，是治疗里热证的治法。

由于药物作用的不同，又可分为清热解毒、清热泻火、清营凉血及清热燥湿等4类。本法适用于各种炎性急腹症、腹腔脓肿及有实热表现的上消化道出血等。金银花、连翘、蒲公英、紫花地丁是清热解毒的主药，可广泛应用于各类腹腔炎性疾病；红藤、败酱草、丹皮为治疗阑尾炎及盆腔感染的要药；治疗胆道感染常用黄芩、龙胆草、栀子、夏枯草等；治疗肠道感染则以黄连、黄柏等为首选。代表方剂有五味消毒饮（金银花、野菊花、蒲公英、紫花地丁、紫背天葵）、大黄牡丹皮汤（大黄、丹皮、冬瓜仁、桃仁、芒硝）、黄连解毒汤（黄芩、黄连、黄柏、栀子）等。

应用清法时，首先要辨证准确，对无里热表现的疾病，忌用苦寒之剂。其次应根据病情的变化注意随症加减，必要时可配合其他治法。再次要注意用药的剂量，对毒热炽盛的患者，药量宜大，或每日2剂分4次服用。

三、理气开郁法

本法是针对气机失常所采取的治法等都属于此类。在急腹症的治疗中，应根据不同脏腑及不同病机，采用不同的理气开郁药物。对于胆绞痛，早期胆道感染及轻型胰腺炎，多采用柴胡、芍药、木香、香附、陈皮等药物，代表的方剂有小柴胡汤（柴胡、黄芩、人参、半夏、甘草、生姜大枣）、柴胡疏肝散（柴胡、芍药、枳壳、川芎、香附、陈皮、甘草）及芍药甘草汤（芍药、甘草）等。

四、活血化瘀法

本法是针对瘀血所采取的治法，在急腹症的治疗中有着广泛的应用范围。为叙述方便，可分为以下6类。

（1）在炎性急腹症中的应用：在炎症的早期患者多有气滞血瘀的见证，故常与理气开郁药物合用，当炎症进一步发展，表现出明显的里实热证时，当以清热解毒药物为主，但也应酌加活血化瘀药物。对于上述两种情况，多选用凉血活血药物,如丹参、丹皮、赤芍、郁金、泽兰等。阑尾化瘀汤(金银花、川楝子、元胡、丹皮、木香、桃仁、大黄)及阑尾清化汤(金银花、蒲公英、丹皮、大黄、赤芍、川楝子、桃仁、甘草)为其代表方剂。

(2) 在消化道功能性疾病中的应用:对于有瘀血见证的胃肠道或胆道功能性疾病,用活血化瘀药物治疗多能奏效。这类患者表现寒证者居多,故多选用偏辛温的药物,如川芎、牛膝、蒲黄、灵脂等。

(3) 在各类炎性包块、浸润及血肿中的应用:这些患者在辨证上有寒热的不同,但瘀血凝聚是其主要病机,可根据不同情况选用不同的活血化瘀药物。热象明显者可选用丹皮、赤芍等凉血活血药物;热象已退者用蒲黄、灵脂、乳香、没药等活血化瘀药物;质坚硬持续不消者用穿山甲、皂刺、三棱、莪术等破血散结药物。

(4) 在出血性疾病中的应用:对于有瘀血见证的消化道出血、输卵管妊娠破裂等,可给予乳香、没药、桃仁、红花等活血化瘀药物。

(5) 在缺血性疾病中的应用:对于小肠及大肠缺血性疾病,选用当归、赤芍、桃仁、红花、丹参等药物,有改善侧支循环及缓解缺血性疼痛的作用。

(6) 在胆道结石及尿道结石中的应用:对结石固定不动,怀疑有炎症及粘连时,配合使用活血化瘀及破血散结的中药,有利于炎症的消散及结石的排出。在应用活血化瘀法时,应注意药物的配伍及应用的时机。凡正气已虚者,应佐以补气养血药物;邪热炽盛,瘀血似结未结者,不宜采用活血化瘀法;对孕妇应慎用或减少用量。

五、清热利湿与渗湿利水法

从中医辨证来看,胆石及胆道感染引起的黄疸多属湿热证,应选用茵陈、栀子、胆草、金钱草等清热利湿药物,茵陈蒿汤(茵陈、栀子、大黄)为其代表方剂。当急腹症急性症状消退后,有些患者常有食欲缺乏,腹部胀闷,小便不利,大便溏泄等症状,从中医辨证来看,多属热去湿留的表现,当治以渗湿利水药物,以恢复脾胃的正常功能。常用的药物有茯苓、猪苓、泽泻、藿香、佩兰等,五苓散(猪苓、茯苓、泽泻、白术、桂枝)为其代表方剂。

六、温中散寒法

这是针对里寒所采取的治法,主要用于有里寒证表现的急腹症或在恢复期出现脾胃虚寒见证的患者。如虚寒型溃疡病、病程较长的阑尾炎性包块、寒凝型肠梗阻、胆道蛔虫症及胆道运动功能紊乱等。常用的药物有附子、干姜、吴茱萸等,吴茱萸汤(吴茱萸、人参、生姜、大枣)为其代表方剂。

七、健脾和胃法

这是针对脾失健运或脾胃不和所采取的治法,主要用于急腹症的恢复期。治疗脾虚失运常用党参、白术、山药、甘草等,理中丸(人参、白术、干姜、甘草)为其代表方剂。调理脾胃不和常用神曲、麦芽、山楂等消导药物,保和丸(山楂、神曲、半夏、茯苓、陈皮、连翘、莱菔子)为其代表方剂。

八、补气养血法

这是针对气血虚亏所采取的治法,主要用于急腹症的后期。气虚者表现为少气懒言,食欲缺乏,腹胀便溏。党参、黄芪、山药、白术、黄精等为常用的药物,四君子汤(人参、白术、茯苓、甘草)为其代表方剂。阳虚者表现为手足寒,喜温怕冷,腹痛缠绵。附子、肉桂、补骨脂等为常用药物,桂附理中丸(肉桂、附子、干姜、党参、白术)为其代表方剂。血虚者表现为面色萎黄,口唇淡白,神疲气短,心悸失眠。熟地、当归、何首乌等为常用药物,四物汤(当归、川芎、熟地、白芍)为其代表方剂。阴虚者表现为口干舌燥,心热烦渴,大便秘结。沙参、麦冬、石斛、玉竹等为常用药物,养胃汤(沙参、麦冬、玉竹、细生地)为其代表方剂。

在八法中,通里攻下、清热解毒、理气开郁、活血化瘀及清热利湿等法是祛邪的主法,在急腹症的治疗中起主要作用;渗湿利水、温中散寒、健脾和胃及补气养血等法,主要用于急腹症的恢复期,通过调整生理功能,促进患者的恢复。因此,这八法的应用,从病期来看是有所区别的。在急腹症的初期,炎性急腹症的病情尚在进展,梗阻性急腹症的梗阻尚未解除,应以祛邪的治法为主,如通里攻下、清热解毒、理气开郁等;在急腹症的中期,炎症开始消退,梗阻已经解除,腹痛减轻,但尚有胀闷及饮食欠佳等症状。此阶段应在继续采用祛邪治法的同时,兼用行气活血、消食导滞等治法,调理脏腑及疏通气血,加速残存症状的消退;在急腹症的病后恢复期,有些患者可出现气虚、血虚或阴虚、阳虚等病后体虚的病象,此时应采用健脾和胃、补气养血等方法,补其不足,加快健康的恢复。

在临床应用这些疗法治疗急腹症时,可根据患者的主要病理特点(如梗阻、感染、血运障碍及功能障碍),单独使用一法,或者两法同时并用,或者在不同的阶段,先后采用不同的治法。急腹症的辨证论治,从本质上来分析就是通过病史、症状、体征及必要的实验室检查,找出起主导作用的主要病理环节。在这个基础上,制订出合理的治疗方案,选用与主要病理变化相适应的药物或其他治疗措施,进行积极的治疗,控制病情发展,促进病理改变的消退,使患者从病态转为常态。

九、常用中药方剂举例

1. 阑尾周围炎,阑尾包块　使用阑尾清解汤,功效为清热解毒,同里散结,适用于毒热期。方剂组成:金银花、川楝子、元胡、木香、丹皮、桃仁、大黄。

2. 上消化道出血　可用于中等量以下的溃疡病出血、胃炎及应激性溃疡出血。泻心汤加减,适用于胃热型,功效为清热止血。方剂组成:黄芩、知母、大黄、芦根、地榆、侧柏叶、生地。归脾汤加减,适用于脾虚型,功效为补气养血止血。方剂组成:党参、白术、炙甘草、炙黄芪、当归、阿胶、炮姜炭、炙艾炭。洗胃止血方,适用于各型,功效为收涩、止血、降气。方剂组成:降香 10~15 g,乌药 10~15 g,五倍子 10 g,煎取 500 ml,冷后洗胃用。

3. 动力性肠梗阻　复方大承气汤,功效为泻热通下,行气祛瘀,用于里热证,气血瘀滞者。方剂组成:厚朴、枳实、炒莱菔子、桃仁、赤芍、生大黄、芒硝。

4. 急性轻型胰腺炎　清胰汤,功效为理气开郁、清热解毒,通里攻下,用于肝郁气滞型。方剂组成:柴胡、黄芩、胡连、白芍、木香、元胡、大黄、芒硝。

第三节　针刺、耳针及穴位注射的应用

一、针刺疗法

在急腹症的治疗中,针刺疗法有着较广的应用范围。针刺疗法可单独应用,亦可与其他疗法配合使用。

现将常用的针刺疗法简述如下:针刺与电针疗法,在单纯性急性阑尾炎、溃疡病急性穿孔第一期及胆道蛔虫症,针刺疗法可作为主要疗法,在其他急腹症治疗中可作为辅助疗法。取穴的原则是循经取穴与局部取穴相结合,穴位的数目应"少而精",一般以3~5个穴位为宜。由于急腹症多属里实热证,故多用泻法,留针时间亦较长,一般为30分钟左右。针刺的次数,在急性期每日3~4次,急性症状消退后可减至每日1~2次。近年来,多采用电针代替手法捻转,电针刺激的波形多采用疏密波,刺激强度由弱到强,以患者能够耐受为度,每次持续时间以30分钟为宜。

二、耳针疗法

耳针疗法具有与针刺疗法相似的疗效,近年来不少单位把此疗法用于急腹症,在解痉、镇痛及排石等方面取得了一定的疗效。耳针操作更为简便,根据需要还可长期留针。取穴的原则是选取与病变器官相关的耳壳部位(耳穴),但亦可选取耳壳上有明显压痛的部位。

三、穴位注射疗法

穴位注射疗法是把针刺与药物治疗结合起来的一种特殊疗法,希望在疾病的治疗中,既发挥穴位的特异作用,也发挥药物的特异作用。在选定穴位之后,用注射针刺入穴位,得到针感后,快速推入所用的药液,以加强刺激。每次选用1~2个穴位,每穴每次注入的药量视穴位所在的部位而定,头面部穴和耳穴一般为0.3~0.5 ml,四肢及腰背部肌肉丰厚部位可多至2~15 ml。穴位注射的次数每日1次到数次,根据不同的治疗目的而定(表6-1)。

表6-1 急腹症常用的针刺穴位及耳针穴位举例

疾病种类	针刺主穴	针刺配穴	耳穴主穴	耳穴备穴
急性单纯性阑尾炎	两侧阑尾穴或足三里附近的压痛点	如伴有恶心呕吐,配穴加上上脘、内关	阑尾、神门、交感、大肠	
急性单纯性肠梗阻	中脘、天枢、足三里、内庭	腹胀重者加次髎、大肠俞	大肠、小肠、神门、交感	上、下腹

续表

疾病种类	针刺主穴	针刺配穴	耳穴主穴	耳穴备穴
急性胆道感染	阳陵泉、足三里、期门、章门、中脘		右肝、胆、左胰、胆；神门、交感	
胆管结石	胆俞、期门、日月	中脘、梁门	右肝、胆、左胰、胆；神门、交感	
轻型急性胰腺炎	足三里、下巨虚、内关、阳陵泉	地机穴附近的压痛点	胰、胆、神门、交感	内分泌

第四节 西医疗法及药物的应用

在中西医结合治疗急腹症中,许多西医疗法及药物仍占有重要地位,任何忽视或排斥西医疗法的做法都是有害的。但在中西医结合治疗中,西医疗法是以一个组成部分出现的,故在其应用目的与应用方法上,与单独应用有所不同。下面就几个主要疗法作一简要介绍。

一、液体疗法

急腹症患者常伴有程度不同的液体、电解质的丢失及酸碱失衡。患者入院后,即应根据病史、体检、实验室检查及出入量记录,对液体及电解质失衡情况作出初步估计,应及时补充日需要量及额外丢失量,并继续调整病期失衡量。在患者入院后的第1天,尤其是前8~12小时,液体输入的速度可快些,争取脱水状况得到初步改善,酸碱失衡能基本纠正。以后再根据实验室的检查结果,做进一步的补充。对可能有低钾血症的患者,只要尿量正常,应尽量补充,待血清钾的测定或心电图检查结果后,再根据情况做进一步的纠正。对于有炎性渗出的患者,还应给予适量的胶体溶液,以便补充血容量及维持胶体渗透压。临床实践证明,在严重脱水、酸碱失衡及低钾血症状态下,内服中药,特别是通里攻下药,往往不能有效地发挥作用。因此,在服用中药前,需及时纠正脱水及酸碱平衡失调,适当补充钾,是提高中西医结合疗效的一个有力措施。

二、胃肠减压

通过鼻胃管进行胃肠减压是治疗重症急腹症的措施之一。在中西医结合治疗中,胃肠减压的目的有以下几种。

(1) 在溃疡病急性穿孔的第一期,胃肠减压的目的在于清除胃内容,防止胃液经穿孔外溢,并使胃处于空虚收缩状态,有利于穿孔的闭合。在溃疡病急性穿孔进入第二期后,可通过胃管注入中药,对于测试穿孔是否闭合、胃排空功能是否恢复很有帮助。

(2) 在胃、十二指肠溃疡出血(包括应激性溃疡)的治疗中,留置胃管既可作为了解胃是否继续出血的一个方法,还可作为洗胃、灌注止血药物的途径。

(3) 在梗阻性及炎症性急腹症的治疗中,通过胃肠减压可以清除胃、十二指肠内潴留的内容,使上消化道空虚,防止恶心呕吐,灌入的中药能够较好地发挥作用。对于急性胰腺炎的患者还可起到一定的减少胰液分泌、降低十二指肠内压,从而有利于胆汁及胰液的排出。

(4) 某些不能经口服用中药的患者,可通过鼻胃管灌注中药。

(5) 用于手术前后期。在手术后只要无禁忌证,早期灌注通里攻下中药,促进胃肠功能恢复,缩短术后禁食及静脉输液时间,有利于术后恢复及防止某些并发症的发生。

三、抗生素的应用

实验研究已经证明,清热解毒中药具有抑菌、减毒作用,某些常用的活血化瘀中药具有抗炎作用,少数通里攻下及理气中药亦具有抗菌作用,故在轻型炎性急腹症治疗中,无需统一加用抗生素。根据相关医院的经验,下述几种情况应考虑合并使用抗生素。

(1) 炎症进展快,病情重,需尽快采取有效措施阻止病情恶化者,可以抗生素与中药并用。

(2) 患者因恶心呕吐,不能耐受口服中药,又无适当的静脉注射中药制剂时,应使用相应的抗生素,待患者能正常服用中药时,再停用或酌减抗生素的用量。

(3) 应用中药等疗法未见效果,或虽有好转但体温仍高,未能取得预期疗效时,应加用抗生素。

（4）对于年老、体弱及妊娠等特殊情况下的急腹症,应用抗生素的适应证应适当放宽。

（5）对于准备进行手术治疗的患者（包括有可能转为手术治疗的患者）,可早期开始使用抗生素,手术后一般应常规使用。

由于炎症性急腹症多属革兰染色（固紫染色）阴性与阳性细菌的混合感染,故多应用广谱抗生素或联合应用2～3种抗生素。

在抗生素的用法上,应根据患者的不同情况及主治者自己的经验,灵活运用。可以按照中、西药物的各自用药规律来使用,亦可根据已经掌握的药理知识使用中西药物,使它们的作用有所侧重。

如选用抑菌或杀菌力强的抗生素来抑制细菌,选用解毒能力较好的中药来缓解中毒症状；早期联合应用抗生素及清热解毒中药控制感染,待炎症的发展已经得到控制后,停用抗生素,重用活血化瘀药物,以促进炎症的吸收消散。又如在有阳明腑实见证的各类炎性急腹症,除少数禁忌证外,均应根据"六腑以通为用"的原则,先给予通里攻下药物,使大便畅通、腹胀好转,随后再应用抗生素或清热解毒中药。再如对于年老、体弱或有脾肾阳虚表现不能耐受苦寒清热中药的患者,则应选用抗生素来控制感染,配合补气养血或温补脾肾的中药来改善周身情况。总之,只要熟悉中西药物的性能,了解它们的长处与不足,就可结合患者的具体情况,采取不同形式的诊治方法,不断提高临床疗效。

四、肾上腺皮质激素及其他药物的临床应用

肾上腺皮质激素在急腹症的中西医结合治疗中主要用于以下3个方面：①用于并发感染性休克的炎性急腹症的抢救,在大量应用抗生素及清热解毒中药的同时,应用较大剂量的激素,以期在较短的时间内使感染及中毒症状得到控制；②在阑尾脓肿或阑尾炎腹膜炎的后期,对于形成的条索及硬结,配合活血化瘀药物给予小剂量激素,以促进条索及硬结的吸收消散；③对于某些与自身免疫疾病有关的急腹症,如硬化性胆管炎及克罗恩病等,在急性症状控制后,激素可与活血化瘀、清热解毒及补气养血等药物联合使用,以期控制其病情的发展。

止血药物可用于出血患者,但出血量较大的患者单靠这类药物,很难取得

有效的止血效果，必须积极采用其他更为有效的病因疗法及止血措施。

对于采用中西医结合非手术疗法的患者，在治疗过程中严密观察病情变化是一个十分重要的环节。①观察诊断是否正确，当出现新的症状、体征，或经特殊检查有新的发现，需要修订原来的诊断时，应毫不迟疑地进行补充或调整。②观察正在进行的治疗是否有效，如果有效应坚持下去，如果无效则应审查原定的治疗计划及改进治疗措施，包括从非手术疗法转为手术治疗；③观察治疗过程中的症状、体征及其他检验指标的变化规律，为分析疗效及进而探讨疗效机制提供依据。对于非手术疗法反应不良的患者，需及时施行手术治疗。

第七章

股骨颈骨折

第一节 概　　述

股骨颈骨折是临床上比较常见的骨折,其发生率约占全身骨折的 3.6%,老年人多发,这与老年人骨质疏松、平衡功能下降、易跌倒等相关,而且随着老龄化社会的到来,发病率将进一步增加。

股骨颈是股骨头和股骨粗隆的连接部分,股骨颈骨折就是股骨头下到股骨颈基底部之间的骨折,临床上比较常见,多见于老年人,平均年龄在 60 岁以上,年轻人的股骨颈骨折多由于强大暴力所致。股骨颈与股骨干之间形成颈干角,正常为 110°～140°,平均为 127°,儿童可达到 150°。同时侧位 X 线片上股骨颈存在 12°～15°的前倾角。股骨颈骨折比较常见的是股骨头坏死和骨折不愈合,这与它本身的血供有关。股骨颈的血供主要来源于旋股内动脉、旋股外动脉、滋养动脉和圆韧带动脉,旋股内动脉、旋股外动脉、滋养动脉主要由股骨颈基底部往股骨头方向提供血供,为股骨头主要的血供来源;圆韧带动脉比较细,仅供应股骨头小部分的血供。因此,当发生股骨颈骨折时,下方的血供被破坏,而圆韧带动脉又不足以提供股骨头的营养,容易发生股骨头坏死及骨折不愈合,并且骨折线的位置越靠近股骨头,越容易发生股骨头坏死或骨折不愈合。

第二节 临床表现

股骨颈骨折的临床表现主要为髋部疼痛,疼痛部位主要在腹股沟中点,无法站立、行走,髋关节活动受限。但是一些股骨颈的嵌插型骨折,并不会很明显地影响患者的行走及站立,临床应引起警惕,在临床症状、体征高度怀疑股骨颈骨折诊断时,应及时行 X 线、CT 或 MRI 检查明确诊断,并与健侧进行对比。

第三节 诊断要点

一、诊断要点

1. **病史** 存在外伤史。

2. **疼痛** 股骨颈骨折的疼痛主要表现在腹股沟处,压痛点也在腹股沟中点。有些会沿大腿前侧出现牵涉痛,但不过膝。

3. **肿胀** 股骨颈骨折因为属于囊内骨折,出血受到关节囊的限制,故肿胀不明显。

4. **畸形** 股骨颈骨折后会出现患肢的外翻、短缩畸形,但不会像股骨粗隆间骨折那么明显,因为有关节囊的限制,外翻角度一般不会达到或接近 90°,但骨折线的位置越低,外翻角度则会越大。

5. **活动受限** 股骨颈骨折主要表现为站立困难或无法站立,髋、膝关节轻度屈曲。

6. **体征** 股骨颈骨折的体征主要表现为腹股沟处的压痛和患肢的纵轴叩击痛。

7. **辅助检查** 髋关节的正侧位 X 线片能显示骨折的部位、类型、移位程度。在怀疑股骨颈骨折诊断时,应及时行健侧 X 线对比,或者进一步做 CT 或 MRI 检查明确诊断,并与健侧进行对比。CT 检查能较好地显示骨折的移位程度,是否存在骨折碎片。而 MRI 检查对一些难以分辨的股骨颈骨折具有较高的敏感度。

二、诊断骨折类型

对骨折进行分类和分型的主要目的是对治疗方法的选择,以及对预后的指导。以下介绍几种常用的分型方法。

(一)按年龄分类

1. **老年人骨折** 老年人股骨颈骨折多由于跌倒引起,又称为骨质疏松性骨折、低能量骨折或脆性骨折,是指在人体自身高度平面以下发生的骨折。老年人骨折保守治疗的主要风险是长期卧床引起的各种并发症,而且经常是致命的。

2. 年轻人骨折　年轻人引起的股骨颈骨折多由强大暴力引起,如高处坠落、车祸等。

（二）按骨折线部位分类

1. 头下型　骨折线位于股骨头和股骨颈交界处。此处的骨折会破坏进入股骨头的血供,造成股骨头大部分血供障碍。因此,这一型股骨颈骨折容易发生骨折不愈合和股骨头缺血性坏死。

2. 经颈型　从股骨颈头下到股骨颈基底部的这部分叫股骨颈,骨折线在股骨颈部的骨折叫经颈型股骨颈骨折。这部分骨折根据骨折线与股骨干夹角的大小判断骨折的稳定程度。同时骨折线越靠近头下,越容易破坏股骨头的血供,也就容易发生骨折不愈合和缺血性坏死。

3. 基底部型　骨折线位于股骨颈与大粗隆之间,由于这个部位血供丰富,所以很少发生不愈合。

（三）按骨折移位程度分类

Garden 等根据骨折移位的情况将股骨颈骨折分为以下 4 型(图 7-1)。

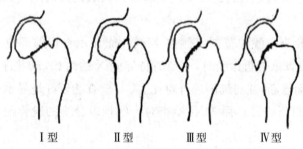

Ⅰ型　　Ⅱ型　　Ⅲ型　　Ⅳ型

图 7-1　股骨颈骨折按骨折移位程度分类

1. Ⅰ型——不完全骨折　是指骨折线没有完全贯穿,只有股骨颈一侧骨皮质的断裂;另一侧骨皮质连续。这型骨折无移位,血供破坏轻,容易愈合。

2. Ⅱ型——完全骨折无移位　是指骨折线完全贯穿两侧骨皮质,但骨折断端位置保持。

3. Ⅲ型——完全骨折部分移位　是指多为远端向上移位或断端的嵌插,股骨头向内旋转移位,颈干角变小。

4. Ⅳ型——完全骨折完全移位　是指远端多向后上移位,血供破坏严重,极易发生骨折不愈合和股骨头缺血性坏死。

三、鉴别诊断

股骨颈骨折主要和股骨粗隆间骨折、髋关节脱位相鉴别(表7-1)。

表7-1　股骨颈骨折的鉴别诊断

鉴别项	股骨颈骨折	股骨粗隆间骨折	髋关节脱位
年龄	多见于老年人	多见于老年人	多见于青壮年
外力	小	小	大
症状	患肢内收、外旋、短缩	患肢内收、外旋、短缩更明显,髋部肿胀明显,常有瘀斑	患肢屈曲、内收、内旋、短缩
体征	异常活动、骨擦音,抬腿功能障碍	异常活动、骨擦音,抬腿功能障碍	弹性固定,无骨擦音,活动功能障碍

第四节　中医适宜治疗技术

一、手法复位

前期准备:硬膜外阻滞麻醉;施术者和两名助手。

患者体位:仰卧位。

一名助手用双手固定住患者的骨盆,患肢屈膝90°,健肢伸直位;另一名助手用一前臂穿过患肢的腘窝,同时另一只手固定住患侧的足踝,然后对髋关节进行拔伸牵引。施术者一只手的拇指压住髂前上棘下方的股骨头、颈部;另一只手从患肢的大腿后方深入以托住大腿的上段,然后用提升手法把向后上方移位的大粗隆向前方提升,以纠正骨折端的前后方移位。

骨折端的前后方移位纠正以后,助手继续保持牵引拔伸,并将大腿内旋。术者一手压住大粗隆处,一手置于膝关节内侧,将大腿外展纠正骨折端的内外侧移位。

助手逐渐将患肢内旋、伸直置于外展位。检查双下肢的长度是否等长,X线检查确定复位是否满意。

二、牵引复位

用品准备:牵引带、牵引架、牵引物(秤砣、沙袋等)、"丁"字鞋。

患者体位:仰卧位。

人员:术者和一名助手。

助手固定住患者骨盆,术者抓住患肢足踝,稍外展中立位进行拔伸牵引至两下肢等长,然后患肢绑牵引带,通过牵引架、牵引物维持患肢在外展30°中立位持续牵引,为防止患肢再次内旋,可予"丁"字鞋维持患肢中立位。

注意事项:手法过程中切忌暴力,一定要对骨折移位方向和局部解剖有清晰的了解,做到了然于胸,尽量防止副损伤。牵引固定时,要注意足跟部的保护,防止卡压引起皮肤溃破或坏死。

三、功能锻炼

股骨颈骨折患者需长期卧床休息,适宜的功能锻炼可防止肌肉萎缩,预防下肢深静脉血栓形成等。

1. 股四头肌等长训练　骨折早期可进行股四头肌的等长训练,即保持下肢不移动,股四头肌主动收缩;或家属按住患者膝关节,做抬腿动作。

2. 关节功能锻炼　患者早期可活动踝关节、足趾关节,做背伸、跖屈等锻炼;后期可循序渐进行膝关节的屈曲锻炼,防止关节僵硬。

四、中药三期辨证治疗

1. 早期

(1)证候特点:患髋疼痛,压痛明显,腹部胀痛或大便不通,口干口苦,舌红,苔黄,脉弦实。

(2)治法:攻下逐瘀,理气活血。

(3)组方:桃核承气汤加味。桃仁9g,红花6g,当归9g,赤芍9g,生大黄9g,枳实9g,厚朴6g,甘草6g。

2. 中期

（1）证候特点：患髋疼痛减轻，痛处固定，拒按，舌黯，脉细涩。

（2）治法：活血止痛，祛瘀生新。

（3）组方：和营止痛汤加减。当归9 g，赤芍9 g，川芎6 g，苏木9 g，陈皮6 g，桃仁9 g，川断15 g，乳香6 g，没药6 g，木通9 g，甘草6 g。

3. 后期

（1）证候特点：筋骨萎软，腰膝无力，头晕目眩，形体消瘦，舌淡，苔薄白，脉弱。

（2）治法：补益肝肾，强壮筋骨。

（3）组方：补肾壮筋汤。熟地15 g，白芍15 g，当归9 g，山萸肉9 g，茯苓15 g，川断15 g，杜仲12 g，牛膝15 g，五加皮15 g，青皮6 g。

第五节　西医适宜治疗技术

一、三枚钉内固定

从大粗隆外侧沿股骨颈方向打入3枚倒"品"字形空心螺纹钉，起到固定断端、对断端进行加压的作用。该方法主要用于年轻人的股骨颈骨折。

二、人工髋关节置换术

人工髋关节置换术分为半髋置换术和全髋置换术，该方法主要适用于老年人股骨颈骨折，可防止因股骨头坏死行二次手术。

第八章

股骨粗隆间骨折

第一节 概述

股骨粗隆间骨折是指骨折线位于股骨颈基底部外和小粗隆下方 5 cm 内的骨折，属于关节囊外骨折，临床上比较多见于老年人。与老年人骨质疏松、平衡功能下降、易跌倒等相关，而且随着老龄化社会的到来，发病率将进一步增加。

股骨粗隆间骨折是骨质疏松性骨折之一，股骨粗隆部有丰富的血液供应，故极少发生骨折不愈合，但保守治疗容易发生髋内翻畸形，影响患者的下肢力线；同时长期卧床引起的各种并发症，导致一定的死亡率。目前，随着手术技术的进步，具有手术治疗切口小、创伤小、出血量较少的特点，很多高龄患者能够耐受，而且术后可使患者早期下床活动，恢复肢体功能，减少各种并发症的发生。

第二节 临床表现

股骨粗隆间骨折的临床表现较股骨颈骨折典型。因为是关节囊外骨折，患肢会出现明显的外翻畸形，经常达到外翻 90°；股骨粗隆间骨折后，因为肌肉的牵拉，远端向上方移位，会出现明显的患肢短缩畸形；股骨粗隆部的血供比较丰富，骨折后患侧髋部会出现明显的肿胀、瘀青。

第三节 诊断要点

一、诊断要点

1. **病史** 存在外伤史。
2. **疼痛** 股骨粗隆间骨折的疼痛主要表现在髋部,压痛点在腹股沟中点偏外。部分患者会沿着大腿前侧出现牵涉痛,但不过膝。
3. **肿胀** 股粗隆间骨折因为属于囊外骨折,且血供丰富,故肿胀明显。
4. **畸形** 股骨粗隆间骨折后会出现患肢明显的外翻、短缩畸形,外翻角度多数达90°。
5. **活动受限** 股骨粗隆间骨折主要表现为站立困难或无法站立。
6. **体征** 股骨粗隆间骨折的体征,主要表现为腹股沟处的压痛和患肢的纵轴叩击痛。
7. **辅助检查** 髋关节的正侧位X线片能显示骨折的部位、类型、移位程度。股骨粗隆间骨折因移位比较明显,故X线诊断并不困难,CT或者MRI检查可进一步明确移位的方向及骨折碎片情况。

二、骨折类型

对骨折进行分类和分型的主要目的是对治疗方法的选择,以及对预后的指导。以下介绍几种常用的分型方法。

(一) Evans 分型

根据骨折的稳定情况分型(图8-1)。

Ⅰ型:顺转子间骨折。

Ⅱ型:反转子间骨折,由于内收肌的牵拉,骨折远端向内侧移位。

一般认为Ⅰ型Ⅰ~Ⅱ度属于稳定型骨折。

(二) Evans-Jensen 分型

在Evans分型的基础上,Jensen加以改进,取消了反转子间骨折,认为大小转子的粉碎程度影响骨折后复位的稳定性。由此分为5型(图8-2)。

Ⅰ型:2部分骨折,无移位。

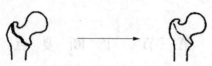
Ⅰ型1度,无移位,占65%

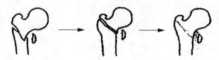
Ⅰ型2度,移位但可复位,占7%

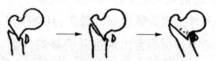
Ⅰ型3度,移位未复位,占14%

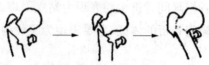
Ⅰ型4度,粉碎性,占6%

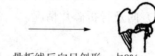
Ⅱ型,骨折线反向呈斜形,占8%

图8-1 骨折 Evans 分型

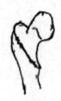 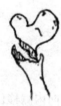 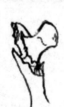 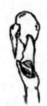 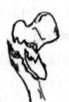 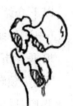

Ⅰ型　　　Ⅱ型　　　Ⅲ型(正位)　Ⅲ型(侧位)　Ⅳ型　　　Ⅴ型

图8-2　Evans-Jensen 分型

Ⅱ型:2部分骨折,有移位。
Ⅲ型:3部分骨折,大转子骨折。
Ⅳ型:3部分骨折,小转子骨折。

Ⅴ型:4部分骨折,大转子骨折、小转子骨折。

一般认为Ⅰ～Ⅱ型属于稳定性骨折,Ⅲ～Ⅴ型属于不稳定型骨折。

三、鉴别诊断

股骨粗隆间骨折主要和股骨颈骨折、髋关节脱位相鉴别(表8-1)。

表8-1 几种骨折鉴别诊断

鉴别项	股骨粗隆间骨折	股骨颈骨折	髋关节脱位
年龄	多见于老年人	多见于老年人	多见于青壮年
外力	小	小	大
症状	患肢内收、外旋、短缩更明显,髋部肿胀明显,常有瘀斑	患肢内收、外旋、短缩	患肢屈曲、内收、内旋、短缩
体征	异常活动、骨擦音、抬腿功能障碍	异常活动、骨擦音、抬腿功能障碍	弹性固定,无骨擦音,活动功能障碍

第四节 中医适宜治疗技术

一、牵引复位

1. **用品准备** 牵引带、牵引架、牵引物(秤砣、沙袋等)、"丁"字鞋。

2. **患者体位** 仰卧位。

3. **人员** 术者和一名助手。

4. **操作** 助手固定住患者骨盆,术者对抓住患肢足踝,稍外展中立位进行拔伸牵引至两下肢等长,然后患肢绑牵引带,通过牵引架、牵引物维持患肢在外展30°中立位持续牵引,为防止患肢再次内旋,可给予"丁"字鞋维持患肢中立位。

5. **注意事项** 手法过程中切忌暴力,一定要对骨折移位方向和局部解剖有清晰的了解,做到了然于胸,尽量防止再损伤。牵引固定时,要注意足跟部的保护,防止卡压引起皮肤溃破或坏死。

二、功能锻炼

股骨粗隆间骨折需长期卧床,适宜的功能锻炼可防止肌肉萎缩,预防下肢深静脉血栓形成等。

1. **股四头肌等长训练** 骨折早起可进行股四头肌的等长训练,即保持下肢不移动,股四头肌主动收缩;或家属按住患者膝关节,做抬腿动作。

2. **关节功能锻炼** 早起可活动踝关节、足趾关节,做背伸、跖屈等锻炼;后期可循序渐进行膝关节的屈曲锻炼,防止关节僵硬。

三、中药三期辨证

1. 早期

(1) 证候特点:患髋疼痛,压痛明显,腹部胀痛或大便不通,口干口苦,舌红,苔黄,脉弦实。

(2) 治法:攻下逐瘀、理气活血。

(3) 组方:桃核承气汤加味。桃仁9g,红花6g,当归9g,赤芍9g,生大黄9g,枳实9g,厚朴6g,甘草6g。

2. 中期

(1) 证候特点:患髋疼痛减轻,痛处固定,拒按,舌黯,脉细涩。

(2) 治法:活血止痛、祛瘀生新。

(3) 组方:和营止痛汤加减。当归9g,赤芍9g,川芎6g,苏木9g,陈皮6g,桃仁9g,川断15g,乳香6g,没药6g,木通9g,甘草6g。

3. 后期

(1) 证候特点:筋骨萎软,腰膝无力,头晕目眩,形体消瘦,舌淡,苔薄白,脉弱。

(2) 治法:补益肝肾、强壮筋骨。

(3) 组方:补肾壮筋汤。熟地15g,白芍15g,当归9g,山萸肉9g,茯苓15g,川断15g,杜仲12g,牛膝15g,五加皮15g,青皮6g。

第五节 西医适宜治疗技术

股骨近端髓内钉手术、股骨近端防旋髓内钉改进手术:即从大粗隆顶点开孔,插入髓内钉,再沿股骨颈方向打入交锁钉的技术。该技术采用闭合复位、小切口,出血少,目前为临床上股骨粗隆间骨折首先方案。

第九章

膝骨关节炎

第一节 概 述

一、定义

膝骨关节炎是一种常见于老年人的慢性关节疾病,故又称为老年性膝关节炎、退行性膝关节炎。中医属于"痹证"中"骨痹"范畴,与"鹤膝风""筋痹"相类似。现代医学认为其是一种由多种因素引发的以膝关节软骨的变性、破坏及骨质增生为特征的,并累及软骨下骨、韧带、关节囊、滑膜,以及关节周围肌肉的慢性、进行性关节疾病,以膝关节疼痛、肿胀、畸形和功能受限为主要临床表现。随着人口寿命延长及社会老龄化,本病的发病率及患病率随着年龄逐渐上升,60岁以上人群患病率可达50%,75岁以上人群中有80%患有骨性关节病,女性发病率高于男性。由于本病发病过程缓慢,早期无明显症状不易发现,随着关节软骨变性、破坏及局部骨质增生引发关节疼痛等出现,治疗不及时或未规律治疗,可能导致关节功能丧失、关节畸形,甚至致残。目前,WHO已将骨关节炎列为威胁人类健康的三大杀手之一,从人类健康角度来看,膝骨关节炎以其高发病率、高致残率及治疗难度大成为影响中老年人群生活质量问题的疾病。

二、病因病机

膝骨关节炎由多种不同原因引起,可分为原发性和继发性两种。原发性膝骨关节炎病因尚不完全明确,但一般认为与年龄、性别、代谢、职业、肥胖、遗传等多种因素有关,以中老年人多见;继发性膝骨关节炎多继发于诸如创伤、感染、代谢及内分泌疾病、发育紊乱、畸形性骨炎等,以青壮年多见。

(一)原发性病因

1. 年龄和性别　衰老是膝关节发生骨关节炎的最重要原因,随着年龄增长特别是到中老年期,中、重度骨关节炎的发生率逐渐上升,可能原因是随着年龄增长,肌力及神经反应性下降,导致运动不协调而使关节积劳损伤,关节软骨水分逐渐减少,软骨细胞对生长因子反应性下降,软骨基质中黏多糖含量减少变薄、基质丧失硫酸软骨素形成纤维化,软骨弹性下降,关节内负重分布发生变化,软骨受力不平衡,关节面及软骨易造成损伤。50岁以上女性患病率高于男性,由于绝经前后女性激素水平失衡,骨丢失增加发生骨质疏松,造成骨弹性及韧性降低,继而逐渐加重骨质增生及损伤关节软骨,一般症状重且多见。

2. 种族及遗传　骨关节炎在普通人群中有遗传性,不同种族的关节受累情况各不相同,遗传成分对手和髋关节的影响大于膝关节。亚洲人群膝关节骨关节炎发生率较高,而欧美人群髋关节骨关节炎发生率较高。

3. 体重　膝关节骨关节炎的高发与体重增加和肥胖呈正相关。体重增加后关节负荷增大,引起姿势、步态、运动习惯改变,导致膝关节生物力学改变,加速软骨磨损与破坏。大多肥胖患者膝骨关节病变发生于膝关节内侧。

4. 饮食　营养不良也是本病致病因素之一。大骨节病所致骨关节炎,可能与食用带有镰刀菌素的谷类有关。

5. 气候、环境起居调摄因素　长期居住于寒冷、潮湿环境及季节变化均可引起及加重本病发生,与低温潮湿引起骨与关节内血液循环不畅,造成内压增高引起疼痛、肿胀有关。

(二)继发性病因

1. 损伤　关节损伤是膝骨关节炎的重要致病因素之一。①关节内损伤如髌骨骨折、胫骨平台骨折、骨折愈合不良、复发性髌骨脱位或半脱位等引起关节软骨出现碎裂、破损、暴露出软骨下骨,软骨下骨增厚、硬化成为"象牙骨"而造成关节面不平整;②创伤及其他如增龄性肌肉下降等原因致膝关节内翻畸形,或外翻畸形造成下肢生物力线平衡失调;③膝关节前后交叉韧带损伤、半月板破裂、关节内游离体等因素导致关节紊乱,在非负重区及其边缘形成骨性或软骨性突起,反复摩擦损伤关节软骨面,且关节滑膜和关节囊受脱落软骨碎片刺激充血水肿、增生肥厚出现继发性膝骨关节病。

2. 职业因素　某些职业工作和生活中反复过频、过度使用膝关节,如矿工、重体力劳动者、职业舞者、职业运动员等,造成膝关节机械性压力过度增加而成为易患人群。

3. 炎症因素　如急性或慢性化脓性关节炎、结核、类风湿性关节炎等关节周围及滑膜炎症侵蚀破坏关节软骨。

4. 代谢病　痛风性尿酸盐沉积、黑尿酸褐黄病的色素沉淀等集聚于关节,刺激关节滑膜并使膝关节软骨变性继而破坏软骨。

中医认为,本病与外感风寒湿热之邪与人体正气不足有关。《素问·痹论》"风寒湿三气杂至,合而为痹也"之论,虽重视感受外邪致病作用,但纵观《黄帝内经》及与痹证相关的论述来看,其更强调正气不足是疾病发生的内在根据,如《素问遗篇·刺法论》"正气存内,邪不可干。"《素问·评热病论》曰:"邪之所凑,其气必虚。"故中医认为"膝骨痹"发病原因:①因慢性劳损、受寒或轻微外伤所致。当人体肌表、关节、经络遭受风寒湿邪侵袭或因劳损、外伤因素,致局部气机阻滞,血行不畅而致筋骨、肌肉、关节疼痛、酸胀、麻木或关节肿胀、屈伸不利。②因为年老体弱,肝肾亏损,气血不足而致。肝虚无以养筋,肾虚无以濡骨,而使筋骨疲软,步履不便。

第二节　临床表现

膝骨关节炎的临床特点是发病缓慢,早期无明显主观症状,多发于45岁以上中老年人,尤以肥胖女性为高发,往往有劳累史。当疾病发展到一定阶段,出现膝关节疼痛、僵硬、肿胀、畸形、活动时有弹响声等症状和体征,且负重后加重,休息后缓解,久坐后及晨起时关节僵硬,活动时关节内有摩擦感,后期关节肿胀、肥大、活动受限。由于疼痛可致肢体肌肉出现失用性萎缩,而肌肉萎缩使关节不稳加重,进一步加重骨性关节炎,如此形成恶性循环。

一、症状及体征

1. 关节疼痛　关节屈伸活动时疼痛是膝骨关节炎患者最常见的主诉症状,早期疼痛轻微,经休息后可缓解,随着病变加重,疼痛初起为间歇性,后为持续性,可于久行、久立后或上下楼梯或下蹲、坐位站立时疼痛明显,甚则夜间痛醒。常在髌骨下缘、关节间隙尤以内侧间隙可及压痛,病程久时可见患侧股四头肌萎缩。

2. 关节活动受限　早期表现为关节活动不利,膝关节屈伸活动僵硬,逐渐发展为跑、跳、跪、蹲不同程度受限,甚则因疼痛跛行,但无强直。病变晚期,患者可出现被动屈伸时关节活动受限。少数患者因关节内游离体或软骨碎片在活动时出现"交锁"现象。

3. 关节肿胀　部分患者表现为关节肿胀。因骨组织增生造成的关节肿大一般多见于内侧,周围软组织肿胀轻;因骨关节炎急性发作继发滑膜渗出关节积液出现的关节肿胀,一般表现为关节囊膨隆,浮髌试验阳性。

4. 关节摩擦感或弹响　膝关节在屈伸活动时可触及细碎的骨摩擦感,多为髌股关节面软骨受损造成关节面粗糙不规整,甚至关节面破裂、出现软骨碎片游离体时,可闻及"关节弹响",此种弹响一般为关节内弹响。

5. 关节畸形　多发生于本病中晚期,常见畸形有膝关节屈曲挛缩、膝内外翻畸形、膝关节半脱位、纤维强直等,是由于膝关节骨质、力线、关节间隙及周围软组织发生结构性变异而出现。

6. 膝关节后侧紧张　少数患者因长期膝关节疼痛刺激下造成腘绳肌紧张、挛缩,出现膝关节后侧发紧,甚或关节不能伸直;有些肢体偏瘫患者因患下肢肌力减弱致行走时关节控制不良造成膝关节过伸而出现膝关节后侧不适。

7. 膝关节不稳　少数患者在行走、上下楼梯时出现整腿酸胀乏力,有时有失稳感,即所谓"打软腿",可能与膝关节损伤关节面受压、股四头肌萎缩肌力下降无力控制膝关节或合并半月板损伤、韧带损伤等因素有关。

二、辅助检查

1. 影像学检查　目前临床常用 X 线片、CT、MRI 进行检查,其中 X 线片以膝关节正侧位片、站立或负重位 X 线片为诊断膝骨关节炎的主要方法,骨赘形成是诊断重要指征。X 线片特征表现为膝关节非对称性关节间隙狭窄,软骨下骨质硬化和(或)囊性变,髌骨、股骨髁、胫骨平台关节边缘唇样骨质增生,胫骨髁间突变尖,有时可见关节内游离体。CT 检查可显示 X 线片不能显示的关节重叠结构。MRI 检查可全面评估膝关节功能,发现骨、软骨、韧带、滑膜组织、半月板受累情况,有助于早期诊断膝骨关节炎。

2. 实验室检查　膝骨关节炎实验室一般可检测红细胞沉降率、血常规、C反应蛋白、蛋白电泳、血清尿酸、抗"O"、类风湿因子、自身免疫抗体等指标。血常规、蛋白电泳、自身免疫抗体及血清补体等检查指标一般在正常范围。伴有滑膜炎者可见C反应蛋白及红细胞沉降率轻度升高,抗"O"、类风湿因子为阴性。

第三节　诊断要点

一、西医诊断标准

(一)诊断标准

根据患者症状、体征、影像学检查及实验室检查,参照中华医学会骨科分会推荐的《中华骨关节炎诊治指南》(2007版),2019版骨关节炎诊治指南仍沿用2007版标准。放射学诊断标准依据Kellgren和Lawrence法对膝骨关节炎分为5级(表9-1,表9-2)。

表9-1　膝关节骨关节炎诊断标准

条件
1. 近2个月内反复膝关节疼痛
2. X线片(站立或负重位)示关节间隙变窄、软骨下骨硬化和(或)囊性变、关节缘骨赘形成
3. 关节液(至少2次)清亮、黏稠,WBC<2 000个/ml
4. 中老年患者(年龄≥40岁)
5. 晨僵≤30分钟
6. 活动时有骨摩擦音(感)
符合1+2条或1+3+5+6条或1+4+5+6条,可诊断为膝关节骨关节炎

表9-2　放射学分级(Kellgren和Lawrence法)

分级	影像学表现
0级	正常
1级	关节间隙可疑变窄,可能有骨赘
2级	有明显的骨赘,关节间隙轻度变窄

续 表

分级	影像学表现
3级	中等量骨赘,关节间隙变窄较明确,软骨下骨质轻度硬化改变,范围较小
4级	大量骨赘形成,可波及软骨面,关节间隙明显变窄,硬化改变极为明显,关节肥大及明显畸形

(二)诊断要点

依据膝骨关节炎诊治指南及结合放射学诊断分级,本病的诊断要点如下。

(1) 中老年患者,年龄≥40岁,有长期劳损及(或)创伤史。排除风湿性关节炎、类风湿性关节炎、膝关节骨折、半月板损伤、前后交叉韧带或侧副韧带损伤等及关节内感染(如化脓性关节炎、关节结核等)。

(2) 有典型的膝关节疼痛症状,伴关节活动受限。

(3) 体征:关节间隙压痛,关节活动时可及摩擦音(感),关节挛缩或股四头肌萎缩。

(4) X线检查显示:关节间隙变窄,胫骨髁间突变尖,髌骨边缘、胫骨及股骨内外侧髁骨质增生骨赘形成,软骨下骨硬化和(或)囊性变。

二、中医诊断标准

(一)诊断标准

根据国家中医药管理局发布的《中医病证诊断疗效标准》中关于"骨痹"的标准,以及2015年中国中医药研究促进会骨科专业委员会、中国中西医结合学会骨伤科专业委员会关节工作委员会关于膝骨关节炎中医诊疗专家共识,提出诊断标准如下。

(1) 初起多见膝关节隐隐作痛,屈伸不利,轻微活动稍缓解,气候变化加重,反复缠绵不愈。

(2) 起病隐袭,发病缓慢,多见于中老年。

(3) 局部关节可轻度肿胀,活动时关节常有卡刺声或摩擦声。严重者可见肌肉萎缩,关节畸形。

(4) X线片检查显示:骨质疏松,关节面不规则,关节间隙狭窄,软骨下骨质硬化,边缘唇样改变,骨赘形成。

（5）实验室检查:红细胞沉降率、抗"O"、C 反应蛋白、类风湿因子等与风湿痹、尪痹相鉴别。

(二) 膝骨痹的临床分期及辨证分型

1. 临床分期

（1）发作期:膝关节中度以上疼痛,或呈持续性,重者疼痛难以入眠;膝关节肿胀,功能受限,跛行甚至不能行走。

（2）缓解期:膝关节轻度疼痛,劳累或天气变化时加重,或以酸胀、乏力为主,或伴膝关节活动受限。

2. 辨证分型　膝骨痹证的发生主要由于气血不足、营卫不和,易受风寒湿等外邪侵袭,使肌肉、关节、经络痹阻形成,病位在肝、肾、筋、骨,病性为虚实夹杂,急性期重在标实,缓解期重在本虚,虚者病在肝肾,以肾虚为主;实者多属湿、痰、瘀,或三者相互搏结。故参照《中医骨伤科常见病诊疗指南》分为以下4型。

（1）气滞血瘀证:①主症:关节疼痛如刺,休息后痛反甚;②次症:面色黧黑;③舌象与脉象:舌质紫暗,或有瘀斑;脉沉涩。

（2）寒湿痹阻证:①主症:关节疼痛重着,遇冷加剧,得温则减;②次症:腰身重痛;③舌象与脉象:舌质淡,苔白腻;脉沉。

（3）肝肾亏虚证:①主症:关节隐隐作痛;②次症:腰膝酸软无力,酸困疼痛,遇劳更甚;③舌象与脉象:舌质红,少苔;脉沉细无力。

（4）气血虚弱证:①主症:关节酸痛不适;②次症:少寐多梦,自汗盗汗,头晕目眩,心悸气短,面上少华;③舌象与脉象:舌淡,苔薄白;脉细弱。

三、鉴别诊断

(一) 西医鉴别诊断

1. 风湿性关节炎　多见于青少年,多侵犯大关节,表现为多发性、游走性,关节有红、肿、热、痛,功能障碍等表现,红细胞沉降率增快,抗"O"增高,类风湿因子为阴性。

2. 类风湿性关节炎　多累及腕关节、掌指关节、近端指间关节,有对称性、持续性特点,多有类风湿因子、自身抗体和补体阳性。

3. 化脓性关节炎 起病急,有全身中毒症状、寒战高热、白细胞和中性粒细胞升高;关节局部红、肿、热、痛显著。

4. 痛风性关节炎 好发于男性,多见于第一跖趾关节,也可发于踝、足、膝、腕等关节,主要表现为以骨质缺损为中心的关节肿胀、僵硬及畸形,高尿酸、痛风石。

5. 关节结核 起病缓慢,常有低热、盗汗等全身症状。关节局部肿胀、疼痛,活动受限,无急性炎症表现。早期X线片检查可无明显改变,后期有骨质疏松、骨质破坏,但少有新骨形成。

6. 髌骨软化症 好发青壮年,尤以体育爱好者、运动员多见,主要表现为膝关节在上、下楼梯及半蹲过程中到一定角度膝关节疼痛加重,活动过这个角度后疼痛减轻,主要是髌骨股骨面软骨磨损退变致髌骨软骨肿胀、碎裂、剥脱等,髌股关节活动到损伤软骨时挤压摩擦导致疼痛。

(二) 中医鉴别诊断

1. 风湿热痹 关节疼痛,局部灼热红肿,得冷稍舒,痛不可触,可病及一个或多个关节,多兼发热、恶风、口渴、烦闷不安等全身症状,苔黄燥、脉滑数。

2. 痿证 肢体、关节一般无明显疼痛,主要表现为肢体痿弱不用,肌肉瘦削。

第四节 中医适宜治疗技术

《膝骨关节炎中医诊疗专家共识》(2015版)提出,膝骨关节炎的治疗分为药物治疗及非药物治疗,治疗的目的是改善症状,延缓病情发展。中医适宜技术在非药物治疗中占据主要地位,其中针灸治疗、手法治疗、中药内服外用等是目前中医临床常用治疗膝骨关节炎的适宜技术。

一、针灸治疗

针灸治疗包括毫针针刺法、刺络拔罐法、温针、艾灸等,一般采用局部取穴和循经取穴相结合的方法。

(一) 操作准备

1. 器械与耗材 普通诊疗床,一次性不锈钢针灸针(直径0.25~0.3 mm、长 40 mm,直径 0.3 mm、长 60 mm/75 mm)、电针仪、艾条。

2. 检查检验　X 线及(或)CT 检查显示膝关节退行性改变,关节间隙可疑或变窄,有骨赘形成,软骨下骨不同程度硬化,关节肥大和(或)畸形。

3. 术者准备　操作前 6 步洗手法清洁术者双手;对患者讲解针灸治疗过程中针刺激腧穴产生的酸胀麻等反应为正常,消除术者精神紧张及不必要的顾虑或恐惧心理。

4. 受术者准备　术前避免空腹治疗;保持皮肤清洁;保证心情舒畅、肢体放松;选择宽松舒适衣裤,避免因裤脚过窄造成操作部位暴露不充分,或因紧绷感到不适。

(二) 操作流程

1. 操作手法取穴　鹤顶、膝眼、犊鼻、阳陵泉、阴陵泉、足三里等,辨证配穴气滞血瘀加血海、肝肾亏虚加绝骨、气血不足加梁丘、寒湿痹阻加太溪。温针治疗采用透刺法,施以捻转补泻手法。电针治疗以毫针刺法,施以平补平泻手法,得气后接电针仪。

2. 操作步骤

(1) 温针治疗法:患者取屈膝 90°坐位或屈膝 120°仰卧位,75% 乙醇棉球所选穴位常规消毒,选取直径为 0.3 mm、长 60 mm/75 mm 的不锈钢毫针快速进针,采用透刺法,犊鼻透内膝眼,内膝眼透犊鼻,阳陵泉透阴陵泉,绝骨透三阴交,血海透梁丘,进针 25~30 mm,施以提插捻转补泻手法,每穴运针 1 分钟,得气后在所选穴位针尾插入长约 2 cm 的清艾条一柱,点燃,一般留针燃艾 20 分钟,艾条燃尽去除灰烬后起针。

(2) 电针治疗法:患者取屈膝 90°坐位或屈膝 120°仰卧位,75% 乙醇棉球所选穴位常规消毒,选取直径为 0.25~0.3 mm、长 40 mm 的不锈钢毫针快速直刺进针,采用平补平泻手法,得气后留针,选取 1~2 组同侧肢体穴位,以疏密波或连续波(有的电针仪仅有连续波形),刺激量以患者可接受度为限,老年患者刺激量宜轻,持续电针刺激 15 分钟后关闭电针仪,去除导线后起针。

(三) 注意事项

1. 操作后正常反应　在针刺腧穴时患者感觉针下出现相应酸、胀、麻、重等,或有沿一定部位向一定方向扩散传导的感觉,操作结束后患者可能仍觉操作部位酸、胀、重感。

2. 善后处理　起针后观察针眼有无出血,如有应及时干棉球压迫止血2~3分钟。温针治疗过程中随时询问及观察患者有无因艾灸局部温度过高造成烫伤或出现皮肤水泡,如出现以上情况应终止治疗,待皮肤水泡吸收后再继续。出现晕针,停止治疗。治疗后出现血肿、青紫瘀斑,待患者血肿、瘀斑消退后再针刺该穴位。

3. 不良反应预防　温针治疗,艾条与患者皮肤距离不可过近,可以在操作部位垫薄硬纸片隔热防灰烬落下烫伤。患者不宜空腹或饱食后治疗。

4. 不良反应观察　温针治疗随时询问及观察患者有无因艾灸局部温度过高皮肤异常感受。治疗期间出现晕针应分析原因,是否为患者本身年龄、体质等因素或刺激强度过大造成。

5. 不良反应处理　电针治疗时患者出现头晕、胸闷、出冷汗等晕针不适,及时关闭电针仪,起针停止治疗。出现滞针,在滞针腧穴附近循按放松缓解肌肉紧张,或因单向捻针所致可向反方向将针捻回以消除滞针。出现弯针,不可再进行提插捻转等手法,应缓慢起针。因患者肌肉强力收缩所致弯针,应嘱咐患者放松,等其肌肉松弛后再缓慢顺着弯曲方向将针起出。

6. 其他注意事项　治疗前需详细了解患者既往病史、有无恶性肿瘤、心脏起搏器植入、冠脉支架置入、皮肤感染、出血性疾病、膝关节肿瘤、类风湿、结核、化脓性关节炎、关节内骨折、精神病等针灸禁忌证;实施针灸前应向患者告知温针或电针治疗中产生的正常穴位刺激反应,以及可能出现异常不良反应,嘱咐患者全身放松、选取舒适体位。术者应态度和蔼、精神专注,积极寻求患者配合。

(四)疗程与疗效

1. 治疗间隔与疗程　隔日1次,10次为1个疗程,共计2个疗程,每个疗程间可休息1周。

2. 疗效评价指标　疼痛评定:VAS评分,简化McGill疼痛问卷,膝关节WOMAC评分表等。日常生活能力和生活质量评定:SF-36量表,Barthel指数量表等。

二、推拿手法治疗

膝骨性关节炎归于"筋骨病",推拿对于膝骨关节炎可以缓解和(或)消除局部疼痛,增强股四头肌肌力,增进膝关节屈伸活动及负荷能力,目前膝关节炎诊治施杞教授提出了"以气为主,以血为先,痰瘀并祛,内外兼治,筋骨并重,脏腑调摄,动静结合,身心同治"的学术思想,在长期临床实践中通过推拿手法对筋、骨、络的平衡调整,治、调、养相结合以达到筋骨平衡,经脉畅达,气血平和。

(一)操作准备

1. 器械与耗材　普通诊疗床。

2. 检查检验　X线及(或)CT检查显示膝关节退行性改变,关节间隙可疑或变窄,有骨赘形成,软骨下骨不同程度硬化,关节肥大和(或)畸形。

3. 术者准备　施术者术前需修短修平指甲,去除手上戒指等饰物。对受术者讲解手法操作过程中注意事项及可能出现的某种现象及反应,及时沟通与反馈、积极配合,消除受术者紧张、顾虑或疑惧等心理情绪。

4. 受术者准备　术前避免空腹治疗;保证心情舒畅、肢体放松;选择宽松舒适衣裤。

(二)操作流程

1. 操作手法　㨰法、按揉法、弹拨法、提拿法、擦法、摇法等。取穴:鹤顶、犊鼻、膝眼、阳陵泉、梁丘、血海、伏兔、风市、委中、承山等穴。

2. 操作步骤　①取仰卧位,以㨰法施于患肢股四头肌,以膝髌上部鹤顶、梁丘、血海、伏兔等穴为重点,3~5分钟;②以按揉及弹拨法交替作用于髌韧带、内外侧副韧带,以韧带附着点为操作重点,并重点取穴犊鼻、膝眼、鹤顶、阳陵泉、阴陵泉、梁丘,由上而下、由内到外、由轻到重,用力均匀、柔和、深透,以膝部微热为度;③单手3指或双手4指提拿髌骨,并上下、内外推动髌骨各6~8次,然后仰卧屈膝位以示、中指点按及拇指、示指提拿委中、承山等穴,弹拨股二头肌、半腱肌、半膜肌及腓肠肌内外侧头;④随后取俯卧位:以㨰法施术于大腿后侧、腘窝及小腿后侧3~5分钟,重点在腘窝委中穴处;⑤回复仰卧位:术者左手托于患肢膝上,右手握住小腿踝上做屈膝摇法,配合膝关节屈伸、旋内、旋外被动活动各3~5次;⑥施以擦法擦热膝关节周围结束操作。

(三)注意事项

1. 操作后正常反应　操作部位肌肉、骨骼、关节酸痛等反应,局部皮肤可能出现充血泛红,操作结束后片刻可恢复正常。

2. 善后处理　术后每次观察施术部位有无皮下瘀血或皮肤破损等,如有停止治疗,待瘀血吸收良好或皮肤破溃部位结痂后再行治疗。

3. 不良反应预防　手法忌过重、操作时力要求深透;手法作用于皮肤时需吸定忌反复摩擦。

4. 不良反应观察　操作过程中注意患者对于刺激量反应,及时调整刺激力度及时间;关节被动活动前注意主动活动度大小,避免使用暴力。

5. 不良反应处理　出现严重不良反应及因外伤等不良事件引起患者损伤则立即停止操作。膝关节肿痛严重者,停止操作。

6. 其他注意事项　治疗前需详细了解患者既往病史、有无恶性肿瘤、心脏起搏器植入、冠脉支架置入、皮肤感染、出血性疾病、膝关节肿瘤、类风湿、结核、化脓性关节炎、关节内骨折、患肢内固定物、精神病等手法禁忌证;实施前应向患者告知手法治疗中产生的正常穴位刺激反应及可能出现异常不良反应,嘱咐患者全身放松、选取舒适体位。术者态度和蔼、精神专注,积极寻求患者配合。肥胖患者建议饮食调控。

(四) 疗程与疗效

1. 治疗间隔与疗程　每周2次,10次为1个疗程,共计2个疗程,每个疗程间可休息1周。

2. 疗效评价指标　①疼痛评定:采取 VAS 评分,简化 McGill 疼痛问卷膝关节 WOMAC 评分表等。②日常生活能力和生活质量评定:SF-36 量表,Barthel 指数量表等。运动功能评定:关节活动度评定,徒手肌力评定。

三、中药熏洗疗法

(一) 操作准备

1. 器械及耗材　中药外洗方(海桐皮汤等)、足浴盆(桶)或熏蒸床、毛巾。

2. 检查检验　X 线及(或)CT 检查提示膝关节退行性改变,关节间隙可疑或变窄,有骨赘形成,软骨下骨不同程度硬化,关节肥大和(或)畸形。

3. 术者准备　足浴盆或桶方式:将中药外洗方装入布袋放入锅中,加水浸没药包,煮沸15~20分钟,然后倒入足浴盆或桶中。熏蒸床方式:将中药包放置入中药加热室,按熏蒸床操作要求加热并调节温度至42~45℃。

4. 受术者准备　保证心情舒畅、肢体放松;选择宽松舒适衣裤,暴露操作部位。

(二) 操作流程

1. 足浴盆或桶方式　患者坐位,术者将煮沸药液倒入足浴盆或桶中,将患膝搁于药液上方并膝上覆盖毛巾熏蒸 10～15 分钟,待药液温度降为 40～45℃,以毛巾浸湿药液淋洗或外敷于患膝,结合按摩膝关节、提拿髌骨,并主动屈伸活动,直至药液变温冷却。每日熏洗 2 次,每日 1 剂,10 剂为 1 个疗程。

2. 熏蒸床方式　患者取仰卧位,暴露患侧下肢,予以毛巾覆盖患膝上,于计算机温控 42～45℃中药熏蒸 20 分钟,期间主动屈伸活动。每日熏蒸 1 次,每次 20 分钟,10 次为 1 个疗程。

(三) 注意事项

(1) 患者必须精神状态正常;对于局部皮肤感觉迟钝者,必须注意防止烫伤。

(2) 被熏洗部位必须无皮肤损害。

(3) 熏洗操作室内需保持暖和无风。

(4) 熏洗时必须暴露操作部位,医者随时观察患者,防止烫伤、晕厥等不良反应。

四、中医辨证论治

1. 气滞血瘀证　采用活血化瘀、通络止痛法,选用身痛逐瘀汤、血府逐瘀汤等加减,中成药:活血止痛胶囊等。外用:活血止痛膏、通络祛痛膏等。

2. 寒湿痹阻证　采用温经散寒、养血通脉法,选用蠲痹汤、独活寄生汤等加减,中成药:风湿骨痛胶囊等。外用:罗浮山风湿药膏、麝香海马追风膏等。

3. 肝肾亏虚证　采用滋补肝肾法,选用左归丸、补肾壮筋汤等加减,中成药:金乌骨通胶囊等。

4. 气血虚弱证　采用补气养血法,选用八珍汤等加减治疗。

五、自我功法锻炼

自我功法锻炼,共分为"搓腿、伸腿、抬腿、蹬腿、分腿、挺腹",每天 1 次。

1. 搓腿　两腿屈髋屈膝,左手搓按于左大腿及膝关节,以右手搓按右侧大腿及膝关节各 6 次;要领:搓按时手掌稍用力。

2. 伸腿　平卧,四肢放松,自然呼吸,双腿微屈,自然下压,同时股四头肌屏力,反复6~8次。

3. 抬腿　左腿伸直抬高6~8次,换右腿伸直抬高6~8次。

4. 蹬腿　左腿屈髋屈膝后,向脚跟方向水平蹬腿6~8次,换右腿同样动作6~8次。

5. 分腿　两腿并拢,屈髋屈膝,脚踏床面,双膝向两侧尽量分开,然后并拢,做6~8次。

6. 挺腹(卧位)　双腿并拢,屈髋屈膝,脚踏床面,抬臀挺胸腹,然后还原,做6~8次。

第五节　西医适宜治疗技术

膝骨关节炎的治疗目的是减轻或消除疼痛,预防关节畸形,改善或恢复关节功能,提高生活质量。保守治疗总体原则是非药物治疗和药物治疗相结合,并结合患者自身情况如年龄、性别、体重、自身危险因素、病变部位,以及程度等选择个性化合适的治疗方案。晚期疼痛严重,保守治疗无效,行手术治疗。

一、非药物治疗

非药物治疗包括患者健康教育、适当减重、运动疗法、物理因子治疗、作业疗法、心理疗法等。健康教育可以通过讲座、宣传资料等让患者认识疾病转归、疼痛产生机制,指导患者改变不良生活习惯、运动方式,树立信心,对于体质指数>25的患者建议减轻体重。物理因子治疗具有改善局部血液循环、消炎止痛、防止关节软骨退变及改善关节功能作用。运动疗法使全身及关节局部血液循环增加,有利于炎性物质消退,促进新陈代谢;增强肌力,增加关节稳定性,并促进关节囊、韧带,以及肌肉弹性增加而保持和增加关节活动范围,对于改善关节功能具有重要作用。

(一)物理因子治疗

1. 温热疗法　可使局部温度升高、血液循环加快,促进炎症消退及改善肌腱柔韧性,缓解肌肉痉挛。常用方法:热敷包、中药熏蒸等。

2. 低周波治疗　促进局部皮肤血管扩张、改善周围血液循环,增强代谢,有利于组织消肿、止痛。选关节疼痛治疗处方,每周2~3次,每次10分钟,10次为1个疗程。

3. 超声波治疗　利用超声波机械作用和温热作用,松解膝关节周围粘连、缓解肌肉痉挛、改善局部代谢。常用频率1~5 Hz,强度0.5~1.5 W/cm²,每周3次,每次4~8分钟,10次为1个疗程。

4. 注意事项　物理治疗需排除患者恶性肿瘤、心脏起搏器植入、冠脉支架置入、皮肤感染、出血性疾病、膝关节肿瘤、类风湿、结核、化脓性关节炎、关节内骨折、患肢内固定物、精神病等禁忌证。治疗过程中观察患者有无任何不适情况,适当调节刺激强度,若不适应治疗,应立即停止治疗。

(二) 运动疗法

1. 有氧运动　在重症发作期,关节明显疼痛肿胀,应以休息为主。有氧运动原则不能对患者关节造成二次损害。适宜采用:功率自行车、慢走、游泳等低能量运动方式,最好在专业人员指导下制订个性化锻炼计划并监督执行,且将有氧运动训练与日常生活活动相结合,以获取更佳疗效。每天30分钟。训练中注意心率、肌肉、关节疼痛等反应,防止训练过度。

2. 肌力训练　以股四头肌肌力训练为主,肌力训练适用于膝骨关节炎亚急性期或慢性期。对于老年膝骨关节炎患者,可从等长运动逐渐过渡到闭链运动、开链运动、等张运动。

(1) 亚急性期:关节疼痛、肿胀,关节活动度受限,以不增加关节内压力的静力性肌肉收缩锻炼为主,以股四头肌、臀肌训练为主,以肌肉酸胀为度。

1) 踝泵训练:通过踝关节主动跖屈、背伸活动,胫前肌和小腿三头肌等长收缩,促进血液循环、消除肿胀。每日2次,每次3组,每组15~20个,组间隙1分钟。

2) 直腿抬高练习:仰卧位伸膝,左右下肢交替进行直腿抬高,抬高高度为30°,并静止保持5~10秒,抬举过程中配合进行踝关节主动背伸、跖屈。每日2次,每次3组,每组15~20个,组间隙1分钟。

3) 直腿抬高抗组练习:仰卧位伸膝,踝关节部位加重量负荷(0.5~1 kg),左右下肢交替进行直腿抬高,抬高高度10°~30°,并静止保持5秒。每日2次,每次1组,每组15~20个。

4) 俯卧位外展后伸大腿进行臀肌收缩,每日2次,每次3组,每组15~20个,组间隙1分钟。

(2) 慢性期：疼痛减轻,关节活动度逐渐增加,股四头肌力量锻炼由静力性逐渐向动力性过渡。

1) 屈膝等长收缩（一）：坐位屈膝20°~60°自主等长收缩,每日2次,每次3组,每组15~20次,组间隙1分钟。

2) 屈膝等长收缩（二）：坐位屈膝20°~60°抗阻力带（或重量负荷1~2 kg）等长收缩,每日2次,每次3组,每组15~20次,组间隙1分钟。

3. 关节活动度训练

（1）主动运动（亚急性期）：仰卧位时在床上行主动屈膝活动,足跟不抬离床面。坐位时健侧足跟勾住患侧踝前辅助进行屈膝活动。每日各2次,每次各3组,每组5分钟,组间隙1分钟。

（2）主动运动（慢性期）：仰卧位在床上双下肢行空中蹬自行车运动,动作要求缓慢、屈伸动作完整,每日2次,每次3组,每组左右各20次,组间隙1分钟。

（3）被动运动：仰卧位自主用双手或康复师辅助进行屈膝屈髋以增加关节活动度；俯卧位行被动屈膝训练,训练要求动作缓慢,不可使用暴力。

4. 水中运动　如果有条件,且患者身体情况良好,利用水的浮力、流体阻力及水的温度等物理特性,减少关节负荷、促进血液循环消除肿胀,增强关节、肌肉力量,促进本体感觉恢复,加强关节稳定性,尤其适合亚急性期患者。

5. 运动疗法注意事项　重视运动中关节疼痛、肿胀,当有关节疼痛时应停止活动；注意膝关节活动时正确运动方式,避免长时间反复同一动作姿势运动。肌力训练应与关节活动训练、有氧训练结合起来一起进行,不拘泥于形式。运动训练中注意老年患者心率、呼吸等变化以及肌肉、关节等反应,避免大关节负荷运动,及时调整训练方案。肥胖者应减重。

二、药物治疗

膝骨关节炎药物治疗目的在于缓解疼痛,延缓病情。如非药物治疗无效或疗效不佳,或不接受非药物治疗,可选择药物治疗。

1. 局部外用药　非甾体类的乳胶剂、膏剂、贴剂等,如氟比洛芬凝胶膏、洛索洛芬钠凝胶膏等。

2. 口服药物　对胃肠道有刺激的各种非甾体类抗炎药、硫酸氨基葡萄糖等。非甾体类抗炎药的使用有胃肠道出血风险,而老年患者还应注意心血管疾病的风险。

3. 关节腔内注射药物　口服药物效果不显著,可联合关节腔内注射关节内黏弹性补充剂:透明质酸钠、医用几丁糖等。对于非甾体类抗炎药药物治疗4～6周无效的严重膝关节骨关节炎患者或不耐受非甾体类抗炎药药物治疗、持续疼痛、炎症显著者,可以行关节腔内注射糖皮质激素。一般每年<3次。

综上所述,膝骨关节炎是老年慢性关节退化性疾病,发作期关节疼痛肿胀加重,关节活动度减少;缓解期由于炎性反应消退、疼痛减轻,关节活动度增加,疾病有一个发作→缓解的一个自然过程,由于关节软骨难以完全修复,所以中西医治疗及康复锻炼相结合综合性干预需长期坚持。对于晚期膝骨关节炎患者如治疗及康复效果不佳,仍需寻求关节镜、单髁或全膝关节置换及其他矫形治疗。

第十章

乳腺增生病

第一节 概述

乳腺增生病是一种既非炎症,亦非肿瘤的增生性改变。以乳房肿块和疼痛为两大主症,与月经周期相关,随着月经周期的变化而有轻重之变,多在月经前加重,经后缓解。中医属于"乳癖"的范畴,由情志内伤,冲任失调,痰瘀凝结而成。其病位在乳房,与肝、脾胃、肾及冲任二脉有关。其病机有虚有实,标本并存、虚实夹杂是本病的特性,乳癖属于本虚标实之证,即肝肾不足,冲任失调为病之本,肝郁气滞,痰瘀凝结为病之标。情志内伤、肝郁气滞者;劳倦内伤、冲任失调者;饮食内伤、脾运失司或肝脾不和者,均易形成乳癖。

乳腺增生病是临床最常见的乳腺疾病,其发病率约占全部乳腺疾病的75%,占育龄妇女的40%左右。发病年龄为青春期到绝经期的任何年龄,好发于25~45岁中青年妇女。随着人们生活水平的提高,工作、生活节奏的加快,以及一些现代观念的改变,已婚未育、高龄未婚的女性越来越多,其发病率也在不断上升。研究发现,社会经济地位高、受教育程度高、早初潮、低胎产、大龄初孕和绝经迟的妇女为本病的高发人群。

乳腺增生病根据病理分为:乳痛症型、小叶增生型、纤维腺病型、纤维化型和囊肿病型。研究资料发现本病有一定的癌变倾向,对于有乳腺癌家族史的患者应高度引起重视。

中医治疗乳癖具有疗效确切、不良反应小的优势和特色,主要是以药物治疗为主。具体治疗方法有:辨证分型、一方加减、单方验方、中药外敷、药物胸罩、针灸磁疗等。中医注重整体治疗,根据月经周期的不同时间进行辨证论治,主张现代医学与传统医学相结合,辨证与辨病相结合,整体与局部相结合的治疗原则,采用个体化的治疗。并通过中医中药来调节人体的内分泌,达到缓解症状、消除肿块的治疗目的。除了药物治疗外,还可配合针灸、药物外敷及饮食、精神调护等。

第二节 临床表现

乳房疼痛和乳房结块两大症状是乳癖的中心证候。疼痛常为胀痛、亦有刺痛、灼痛或牵扯痛,一侧或双侧乳房。疼痛可向患侧腋窝或肩背放射,亦可伴有乳头疼痛或瘙痒。疼痛常于月经前数天出现或加重,月经后疼痛锐减或消失。约有10%的患者可以无明显的疼痛,多属囊性增生或硬化性腺病类型。乳房肿块常随着月经周期而变化,月经前肿块增大、变硬。月经来潮后肿块减小、变软,肿块位于一侧或双侧乳房,可单个或多个,呈片块、结节、条索或颗粒状不同。以外上象限最为好发,约占乳房肿块发病部位的70%。

肿块的形态和分布常可分为以下几种类型。

1. 片块型 肿块呈厚薄不等的片块状,圆盘状或长圆形,数目不一,质地中等或有韧性,边界尚清,推之活动。

2. 结节型 肿块呈结节状,形态不规则,边界欠清,质地中等或偏硬,推之活动,亦可见颗粒样结节。

3. 混合型 有结节、条索、片块样等多种形态肿块混合存在者。

4. 弥漫型 肿块分布超过乳房3个象限以上者。

除了乳房疼痛和乳房结块的主要症状外,还可以有乳头溢液的症状,在囊性乳腺增生病中,有5%～15%的患者可出现乳头溢液,一般为单侧,自溢性,溢液颜色常为草黄色、棕色浆液性,偶尔可见血性浆液性溢液。同时患者还可以伴有月经的变化和情志的变化,如月经周期紊乱、经期提前、月经量偏少、经潮期迁延淋漓不尽、经色淡或经色呈紫暗并伴有痛经;患者可感胸闷不舒、精神抑郁或心烦易怒、脾气急躁,每遇怄气或劳累后,症状可加重,情绪稳定或心情舒畅时症状可减轻。本病大部分患者较长时间内均属于良性增生性病变,预后好。少部分患者或少部分病变要警惕有恶变的可能。

第三节 诊断要点

一、诊断依据

（1）单侧或双侧乳房疼痛，多发性肿块，疼痛和肿块与月经周期及情绪变化密切相关。

（2）乳房肿块大小不等，形态不一，边界不清，质地不硬，与周围组织不粘连，推之活动。

（3）本病多见于 25～45 岁女性。

（4）钼靶 X 线乳房摄片、超声波等检查有助诊断。必要时可做乳房肿块穿刺组织病理学检查。

二、鉴别诊断

（一）乳腺纤维腺瘤

乳腺纤维腺瘤多见于 20～25 岁青年女性。乳腺纤维腺瘤的肿块多无疼痛或轻度触痛，肿块边界清晰，质地坚实，表面光滑，活动度好。病程进展缓慢。乳房钼靶 X 线摄片和 B 超检查有助于明确诊断。

（二）乳汁潴留囊肿

乳汁潴留囊肿多见于哺乳期女性，尤其好发于断乳后，肿块一般为 1～2 cm，大者可达 3～4 cm，多数患者有轻微胀痛或沉重感，肿块边界清晰，表面光滑，质柔韧而有囊性感，肿块活动度好，钼靶 X 线摄片可见圆形或椭圆形的透亮区，轮廓锐利光滑，呈脂肪样密度。细针穿刺可抽出乳汁或黏稠乳酪样物。

（三）乳腺癌

乳腺癌的肿块质地坚硬，表面高低不平，与周围组织有不同程度的粘连，活动度差，局部皮肤可呈"橘皮样"改变，或有乳头抬高或内陷。肿块多无疼痛，少数有刺痛或隐痛，或有后背、胸胁腋窝窜痛症状。乳头可有暗红色、咖啡色血性溢液或黄色浆液性溢液。可有同侧腋窝淋巴结肿大或兼有锁骨上淋巴结肿大，后期肿块溃破呈菜花样。钼靶 X 线摄片可见肿块阴影密度较高，肿块中央可见钙化点，肿块四周多有长短不一的毛刺状凸起。X 线检查上所显示的肿块阴影一般较临床触及的肿块为小,这是乳癖与乳腺癌鉴别诊断的重要 X 线征象。

第四节　中医适宜治疗技术

一、中药治疗

1. 肝郁气滞　多见于青壮年女性,乳房肿块随喜怒消涨,伴有胸闷胁胀,善郁易怒,失眠多梦,心烦口苦,舌苔薄黄,脉弦滑。常用中药:柴胡 9 g,制香附 9 g,陈皮 6 g,当归 9 g,白芍 12 g,川芎 9 g 等。乳房疼痛明显者,加延胡索、川楝子、八月扎;心烦易怒者,加山栀、丹皮、黄芩等。

2. 冲任失调　多见于中年女性,乳房肿块月经前加重,经后缓减,伴有腰酸乏力,神疲倦怠,月经失调,量少色淡,或经闭,舌淡,苔白,脉沉细。常用中药:柴胡 9 g,白芍 12 g,当归 9 g,鹿角片 9 g,仙灵脾 12 g,制香附 9 g 等。伴有乳头黄色溢液者,加鹿含草、蒲公英、蛇舌草等;乳头溢液色白者,加白果、芡实、乌贼骨等。

3. 痰瘀凝结　肿块明显,呈结节状,质地较硬,伴有疼痛或月经不通、痛经,舌暗红,苔薄腻,脉弦滑。常用中药:柴胡 9 g,当归 9 g,白芍 12 g,三棱 9 g,莪术 9 g,海藻 15 g 等。肿块质地较硬者,加生牡蛎、大贝母、山慈菇等;月经暗黑者,加益母草、桃仁等。

二、耳穴贴压

(一) 操作准备

1. 器械与耗材　座椅、乙醇棉球、镊子、王不留行籽耳贴(上海泰成科技发展有限公司生产),直径约 1.5 mm。

2. 检查检验　B 超检查或钼靶 X 线摄片提示乳腺增生病。

3. 术前准备　操作者让患者保持放松状态,并告知注意事项,消除患者精神紧张及疑虑心情。

4. 授术者准备　患者取坐位,放松姿态,暴露一侧耳朵以便操作。

(二) 操作手法及疗程

1. 取穴　肝、肾、乳腺、神门、内分泌、皮质下。

2. 操作步骤　用75%乙醇常规消毒后,将耳贴贴置于相应的穴位,每日按压4次,每次每穴30秒,连续治疗5天,休息2天后继续治疗,共治疗3个月。

(三) 注意事项

若治疗期间,患者出现皮肤红肿或过敏则终止治疗。若按压后患者疼痛剧烈且有不适症状也立即停止治疗。

第五节　西医适宜治疗技术

本病的病因与激素代谢紊乱有关,主要是内分泌激素的失调。西医多采用内分泌治疗方法,如雄激素、抑制雌性激素的药物,因其有可能会影响人体激素间的平衡,不宜作为常规使用,用其他疗法无效时亦可考虑采用。同时在治疗上强调肝脏对激素的代谢作用,所以主张采用B族维生素和高蛋白饮食及益肝制剂来治疗。其他还可以采用碘制剂类药物、维生素A和维生素E等治疗。疼痛较甚者,在其他治疗方法无效的情况下,可临时短暂使用镇痛药物来缓解症状。乳腺增生病与内分泌激素有关,且肿块常为多发性,临床一般不主张手术治疗,但为了防止癌变及避免漏诊、误诊为乳腺癌,根据医生的经验并结合乳房B超及乳房钼靶X线、乳腺磁共振等检查,对于乳腺增生肿块较硬、较大或疑似恶变者一般主张采用空芯针穿刺检查或手术肿块切除组织病理学检查。

一、内分泌治疗

他莫昔芬(tamoxifen)是一种雌激素受体拮抗剂,能直接与靶器官争夺受体而阻断雌激素。目前临床较为常用,为首选药物。一般用量为10 mg,每日2次,于月经后2~5天开始服用,共用15~20天停药,可持续治疗3~6个月。用药后可产生月经不调、白带增多、子宫内膜增厚等不良反应,且治疗后近期疗效好,但复发率较高,故不宜长期服用。

二、维生素类药物

维生素E是一种抗氧化剂,可抑制细胞间变,调节卵巢功能,使血清黄体酮/雌二醇比值上升,使成熟卵泡增多,黄体细胞增大并抑制黄体酮在体内氧化,增加了黄体酮的作用,从而纠正内分泌功能紊乱,还可降低低密度脂蛋白,增加高密度脂蛋白。常用剂量为每次 100 mg，每日 3 次，口服，连用 3 个月。本品无明显的不良反应，且价格低廉。但疼痛复发率较高。

三、手术治疗

本病属于内分泌疾病，一般无需手术治疗，局部切除也不能解决根本问题，且术后易复发，手术的目的在于避免误诊、漏诊乳腺癌和防止癌变。临床上对于 40 岁以上的妇女，乳腺增生较严重，有局部变硬的结节或肿块，疑似恶变者；或有乳头血性溢液的患者；或经乳腺钼靶 X 线摄片检查局部有细小成摄的钙化灶，即使未触及明显肿块，也应手术活检，排除恶变；或者有多处大片钙化者，也应手术活检以明确诊断。

四、预防与调护

乳腺增生病与内分泌有关，而影响内分泌的因素又有很多，随着社会竞争意识的加强、生活节奏的加快、工作紧张、饮食结构的变化等均容易引起内分泌的失衡，继而发生乳腺增生病。乳腺增生病的发生、发展、保健、康复与饮食、精神的调摄等息息相关。

1. 注重心理调摄　古籍《寿世青编》："药之所治只有一半，其一半则全不系药方，唯在心药也。"所谓心药，即是心理上的调护。乳腺组织是性激素的靶器官，而内分泌的活动与情志及精神状态休戚相关。随着现代医学模式的转变，大量临床实践证明，不良情绪已成为疾病的易患因素。对于大多数的乳腺增生病患者来说，情绪因素可诱发或加重本病，这是一个不容忽视的因素。清心涤虑，保持精神愉快，忌恼怒忧郁。尤其是在月经期前，要保持情绪稳定，心情舒畅，消除一些不必要的精神刺激。平时亦要调畅情志保持良好的情绪，避免不良情绪的产生，如恼怒、烦躁、忧郁等，因为这些不良情绪容易导致肝气郁结，继而诱发或加重乳腺增生病。

2. 重视饮食的调养　合理安排膳食有助于防治乳腺增生病。《素问·五常政大论》："病有久新，方有大小，有毒无毒，因宜常制矣……谷肉果菜，食养尽之，勿使过之，伤其正也……"每天摄取的营养应当平衡，膳食调配不要偏食，饭菜宜多样化，尽量少食油炸的、高脂肪的食物，因为这些食物可以使体内雌激素水平增高，不利于乳腺病的康复。应适量食用素食替代动物脂肪食物，大豆含大量与抗雌激素受体相似的植物雌激素,经常适量食用豆腐、百叶等豆制品有助于乳腺病的康复,饮酒和吸烟既会影响肝脏的代谢,又可促进脂肪吸收,脂肪肝的形成更会降低雌激素在体内的灭活,鸡、海鲜、动物内脏均含胆固醇量高,因此也不宜多食,饮食不宜过甜和过咸。另外山楂、慈姑、芋艿、紫菜等食物是乳腺病康复的食疗的食品,山楂可消肉食有助消化,更具有降低血中泌乳素的功效,因此长期食用有助于乳腺病的预防和康复。紫菜中含大量的碘,它对抑制胶原纤维的合成,抑制乳腺导管及腺泡的增生是十分有益的。在食物中应有足量的纤维素,可以多食蔬菜、水果等,保持大便通畅,使体内含苯环的化学物质排出,也可对乳腺增生病起预防作用。总之,充分发挥食物调养对乳腺增生病有预防作用。

3. 日常生活中要养成良好的生活习惯　　现代社会生活节奏快,竞争意识强,工作压力大。面对这些因素,要正确应对生活和工作,不要过于劳累、过于紧张,要注意劳逸结合,保证充足的休息和睡眠。不良的生活习惯会影响人体的内分泌,诱发或加重本病。平时要注意慎服一些含有雌激素的药物和食物及女性美容保健品,因为这些药物或食物会扰乱人体正常的内分泌,从而诱发或加重本病。如需应用雌激素治疗,服用前最好做一下乳房检查,或者咨询相关医生,以免服用后诱发或加重乳腺增生。如有妇科疾病和内分泌系统疾病要及时治疗。还要提倡适时婚育,母乳喂养,亦有助于防止乳腺病的发生。另外定期检查也不容忽视,还要重视自我检查,最好每月进行一次自我检查,如果触及肿块应及时就诊,这样可以早期发现疾病,及时治疗,并做定期检查和随访,以防止癌变。

第十一章

痔　疮

第一节　概　述

随着肛门解剖学的认识与发展,既往认识痔是人体直肠末端黏膜下和肛管皮肤下静脉丛发生扩张和屈曲所形成的柔软静脉团的概念已经发生改变,2006年,中华医学会将其定义为:痔是肛垫病理性肥大、移位及肛管皮下血管丛淤滞形成的团块。根据国内普查资料表明:肛肠疾病的发病率为59.1%,痔的发病率占肛肠疾病的87.25%,可发生于任何性别、年龄的人群,但以成年人居多,女性因生理因素,发病率高于男性,发病与解剖学因素、饮食因素、排便习惯、妊娠与分娩、职业和年龄等密切相关。

中医认为,痔的发生多与风、湿、瘀及气虚有关,常因饮食不节、大便失调、久坐久立、负重远行、妊娠多产等诸种因素,致燥热内生、下迫大肠、经络阻滞、血液回流受阻,邪热与血瘀结滞,郁积而成痔。

近代医学对痔成因的认识,主要集中在静脉曲张学说和肛垫下移学说。

根据痔发生部位不同,一般分为内痔、外痔、混合痔。

晋代皇甫谧在《针灸甲乙经》中就有最早针对痔的针灸疗法的记载;宋代较详尽地记载了枯痔散和枯痔钉疗法,并提出了痔的蜘蛛丝结扎疗法;近代在枯痔药物研究的基础上,注射疗法已经成为中医治疗痔疮的主要适宜方法,注射药物为消痔灵注射液、芍倍注射液、矾藤痔注射液等。

1937年Milligan-Morgan发表痔的结扎切除开放术式,仍是目前痔治疗的主流术式,而套扎疗法历经套扎器单纯套扎术已经发展成为胶圈套扎、弹力线套扎等日间手术模式。

第二节 临床表现

痔疮以临床症状为主要临床表现,并根据痔疮的部位即内痔、外痔、混合痔的不同,临床表现不一,混合痔具备内痔和外痔的共有症状。

一、便血

内痔的常见症状,以便时或便后出血为主,血量根据痔核的严重程度各有不同,一般来说,痔核脱垂越严重,相应伴随的出血症状即会减少,血液或附着粪便,或染红便纸,或由肛门流出或喷射而出,血色呈鲜红色,便血不相混杂,日久出血,可引起面色萎黄、头晕眼花、心悸、乏力、纳呆,舌质淡白、脉细数等贫血症状,严重者血红蛋白可降至 20~40 g/L。

二、脱出

内痔痔核日渐增大,因受粪便压迫,与直肠肌层分离,向下延伸,腹压增高或排便用力时可脱出肛外,初起可自然回复,反复日久,渐变为需手托回复,或需平卧数小时方可回纳,更有甚者,在咳嗽、喷嚏或行走时也可以脱出,且多伴有直肠黏膜脱垂。因脱出的痔核因炎性水肿被痉挛的肛门括约肌嵌勒在肛外,可发生血栓、嵌顿或绞窄坏死,形成紫黑色痔块,伴有肛门剧烈疼痛,坐卧不安,大便秘结,甚至可继发肛周脓肿。

三、疼痛

单纯内痔,一般仅有肛门坠胀或大便不爽异物感;若内痔痔核脱出肛外,不能回复,则疼痛加重;内痔形成血栓、水肿、炎症、嵌顿、坏死,则疼痛加剧,坐立不安。外痔发生炎症、血栓时也可伴发肛门疼痛异物感。

四、瘙痒与黏液

中、晚期内痔脱出常使直肠黏膜受到刺激,因而分泌物增多,轻者排便时流出,重者不排便时也可自然流出,特别是在久站或劳累后加重,黏液流出后可导致肛门部潮湿或瘙痒不适。

五、排便困难

痔疮患者多有便秘病史,便秘不是导致痔疮的主要原因,但便秘可加重痔疮。相反,痔核逐渐增大,可致肛门有堵塞感,导致出口梗阻型便秘的发生。

第三节 诊断要点

一、临床诊断

痔疮的诊断并不困难。本病有反复发作病史,有典型的无痛性便血,便血为便中带血、滴血或喷射状出血,血色鲜红。排便或腹压增加时,肛内块物脱出,便后可自行回缩或需手托回复。肛门镜检查,可见在齿线附近明显直肠黏膜隆起、充血,且以膀胱截石位3、7、11点尤为明显,甚者可见黏膜表面糜烂及活动性出血点。但痔出血不能排除其他疾病同时伴发便血的可能性,其他如结直肠肿瘤、炎症性肠病、肠血管发育不良等均可导致不同程度的便血,肛指检查及粪便隐血试验作为临床粗筛的工具是不容忽视的。

《痔临床诊治指南》(2006年中华中医药学会肛肠分会,中国中西医结合学会大肠肛门病专业委员会,中华医学会外科分会结直肠外科学组)将痔根据症状的严重程度分为以下4度。

Ⅰ度:便时带血、滴血,便后出血可自行停止;无痔脱出。

Ⅱ度:常有便血;排便时有痔脱出,便后可自行还纳。

Ⅲ度:可有便血;排便或久站及咳嗽、劳累或负重运行时有痔脱出,需用手还纳。

Ⅳ度:偶有便血;痔持续脱出或还纳后易脱出。

1. 直肠指诊 戴上手套,示指沾有润滑剂轻柔从肛门旋转进入直肠,环绕触摸直肠内壁以发现是否有膨出物或赘生物,若有异常发现,可进一步做肛门镜检查。

2. 肠镜检查 40岁以上,存在相关症状和结直肠癌危险因素,建议结合肠镜,除外炎症、息肉或肿瘤的可能。

二、鉴别诊断

根据内痔的典型症状和检查,诊断一般无困难,但需与下列疾病鉴别。

1. 直肠癌 临床上常将下端直肠癌误诊为痔,而延误治疗。误诊的主要原因是仅凭症状诊断,未进行直肠指诊及肛门镜检查,因此,在痔诊断中一定要做以上两种检查。直肠癌在直肠指诊下可扪及高低不平硬块,表面有溃疡,肠腔常狭窄,指套上常染有血迹。特别要注意的是内痔和环状痔可与直肠癌同时并存,为避免看到有内痔或环状痔,就应满足于痔的诊断而进行痔的治疗。

2. 直肠息肉 低位带蒂的直肠息肉,若脱出肛门外有时误诊为痔脱垂,但息肉多见于儿童,为圆形、实质性、有蒂、可活动。

3. 肛管直肠脱垂 有时误诊为环状痔,但直肠脱垂黏膜呈环形,表面平滑,直肠指诊时括约肌松弛;环状痔的黏膜呈梅花瓣状,括约肌不松弛。

根据病史、肛管直肠指检和肛门镜检,参照痔的分类作出诊断。如不能确诊应进一步结合肠镜检查,除外结、直肠、肛管的良、恶性肿瘤及炎性疾病。

痔的治疗目的是消除症状,有症状的痔80%以上可经非手术疗法消除症状,解除痔的症状较改变痔体的大小更有意义。非手术疗法在痔的治疗上占有重要地位,包括内服药物和外用药物。内服药物较多,如中药槐角丸,化痔丸,脏连丸和西药痔根断、消脱止、迈之灵、地奥司明等。外用药有肛门栓剂、外敷膏剂、熏洗剂等。如痔疮宁栓、野菊花栓、马应龙痔疮膏等。近年来,国外有采用0.5%硝酸甘油膏和Hemo-Exhirud膏,复方角菜酸酯栓等。

第四节 中医适宜治疗技术

一、熏洗疗法

熏洗疗法,是利用药物煎汤趁热在皮肤或患处进行熏蒸、淋洗的治疗方法(一般先用药汤蒸气熏,待药液温度降低时再洗)。此疗法是借助药力和热力,通过皮肤、黏膜作用于肌体,促使腠理疏通、脉络调和、气血流畅,从而达到预防和治疗疾病的目的。

(一) 操作准备

1. 药品准备　药物由医师按病情辨证组合而成,随用随煎,也可选用中成药皮肤康洗液、痔疾洗液、复方黄柏洗液等。

2. 物品准备　熏洗药液、坐浴盆(可选用免蹲洗的洁身坐浴盆)、小毛巾、纱布,必要时带屏风,注意保护隐私及防风受寒。

(二) 操作流程

中药粉碎粗筛布包或浓缩中药药液少量滴入 1 000～1 500 ml 沸水中,先用热气熏蒸,待温度适宜后将肛门坐进盆内洗涤热浴,温度 37～40℃。以不烫伤皮肤为度,一定要使肛门浸入水中,坐浴时可用纱布或小毛巾轻轻按压肛门周围,坐浴后,无需再次清水冲洗肛周(图 11-1)。

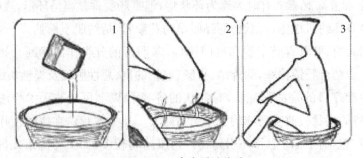

图 11-1　痔疮熏洗疗法

(三) 注意事项

适应范围:药物煎汤趁热熏洗具有疏通腠理、流畅气血、清热解毒、消肿止痛、祛风、杀虫止痒等作用,故多用于痔疮肿痛或肛门手术后等。药浴水温较高时,先进行熏蒸,待药液降温后,再坐入盆内,之前可先用手试一下水温,以防水温过热烫伤皮肤。伴有急性湿疹患者宜温洗,药液温度不应太高;饭前、饭后半小时内不宜进行坐浴,痔疮出血期应注意控制坐浴时间、温度,不宜过久、过热,月经期、孕妇禁忌坐浴。坐浴结束后应缓慢起身,避免体位性低血压,坐浴时如发现有过敏反应,应立即停止坐浴,并及时用清水清洗肛门局部。

(四) 疗程疗效

熏蒸每次 5～10 分钟,坐浴 10～15 分钟,总时间 20 分钟左右。伴有心脑血管疾病患者可以适当缩短治疗时间或只浴不熏,每日便后早晚各一次,连续 7

天为1个疗程。痔出血期应注意药液坐浴温度。

二、注射疗法

注射疗法在枯痔疗法基础上发展的内痔疗法之一。系将注射液经针管注射于痔核基底部位的疗法,适用于内痔及混合痔的内痔部分。本方法所用药物包括对痔核具有坏死作用的枯痔油、枯脱油或能使痔核硬化萎缩的5%~8%明矾液、5%鱼肝油酸钠等,从而使痔核部位硬化萎缩、坏死、脱落。该疗法对出血内痔的效果尤为适宜。根据其药理作用的不同,分为硬化萎缩和坏死枯脱两种方法。由于枯痔疗法术后常有大出血、感染、直肠狭窄等并发症,临床上普遍采用内痔硬化剂注射疗法。临床上通过不断地改进了注射法和注射剂,从而扩大了注射疗法的适应范围。

(一)操作准备

1. 患者的准备　①详细询问病史,排除注射治疗的相关禁忌证,重视引起主诉症状的病变部位。②常规治疗前进行相关的检查,包括心电图、血尿便常规、凝血功能等。③常规行肛门直肠指诊及肛门镜检查。有预警症状如胃肠道肿瘤病史、便血、黑粪等,推荐治疗前行肠镜及相关检查,以排除直肠相关疾患。④治疗前排空粪便。⑤必须重视治疗前与患者的谈话选择及相关注射药物不同的操作流程。

2. 场地及物品的准备　①需要规范标准治疗独立诊室,手术无菌操作,注意保护患者隐私;②良好的光源条件;③需要喇叭状肛门镜、5~10 ml注射器及5号长针头、消毒棉球及碘伏溶液等;④注射药物(矾藤痔注射液、消痔灵注射液、芍倍注射液三选一)及利多卡因注射液。

(二)操作流程

(1)注射药物原液与1%利多卡因1∶1配比。

(2)患者取侧卧位(或膀胱截石位),碘伏溶液消毒肛门及周围。

(3)置入肛门镜,显露齿线上下,将内痔部分置于直视下,碘伏溶液反复清洁消毒下段直肠及痔疮表面。

(4)痔核中部进针,到达痔核后轻轻晃动针头,确认未注射入肌层;回抽无回血,确认未刺入血管,注射药液,痔呈弥漫性泛黄为度。针眼如有出血,用干棉球轻按压止血。依次注射其他痔核,一次可注射多个痔核(≤3个)。如果>3

个痔核,可分两次注射,时间间隔为1周左右。

(5) 注射完毕,棉球轻轻按摩注射痔核8～15秒,可止血并可促进药液扩散。

(6) 撤出肛门镜。注射完成后可给予甲硝唑栓剂纳入肛门(图11-2)。

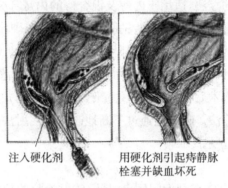

图11-2 痔疮注射的疗法

(三) 注意事项

1. **适应证** Ⅰ、Ⅱ、Ⅲ度内痔;内痔兼有贫血者;混合痔的内痔部分。

2. **禁忌证** Ⅳ度内痔;外痔;内痔伴肛门周围急慢性炎症或腹泻;内痔伴有严重肺结核或高血压,肝、肾疾病及血液病患者;因腹腔肿瘤引起的内痔和妊娠期妇女。

3. **注射术后处理及注意事项** ①术后饮食要清淡,忌食辛辣、醇酒厚味,主要以半流质或全流质饮食为主,养成良好的饮食习惯,定时定量进食,不宜过饱过饥;②术后患者排便后,应用温水坐浴,促进血液循环,然后再进行换药;③应注意肛门卫生,避免术后细菌感染,以及养成良好的定时排便习惯,经常保持大便通畅,防止便秘;术后痔核脱落期时,应尽量少活动,多卧床休息,久站久立时应适时变换体位;④术后如果出现发热、疼痛、小便困难及便后出血,应及时查明原因,妥善处理,避免病情复发及诱发并发症疾病。

(四) 疗程疗效

一般情况,一次可注射多个痔核(≤3个)。如果>3个痔核,建议分两次注射,时间间隔为1周左右;如症状改善不明显,3个月后可重复注射治疗。

1979年中医研究院广安门医院肛肠科和19个医疗单位用消痔灵注射法治

疗 1 168 例,痊愈率为 96.4%。

痔注射疗法的疗效与病例选择有很大关系,也就是说,并不是所有的痔核都可以进行注射治疗,一般单纯内痔或Ⅲ度内痔混合痔的脱出,以及较严重的Ⅲ度混合痔并发出血,都可以采用硬化剂注射疗法。尤其是患者有内痔出血而又同时检查有全身性疾病不适宜手术治疗的患者,应用注射疗法往往可取得满意的治疗效果。但是,注射治疗只限于内痔,还不能应用于外痔和外痔较多的混合痔。

三、挑治疗法

挑治疗法指的是某些疾病,在一定部位出现一种斑点,进行挑治后,可缓解病痛,或达到痊愈。挑治疗法源于民间,历史悠久,其所用挑治点有体表反应点、穴位和局部区域 3 类,是运用三棱针在疾病反应点或穴位挑断皮下白色纤维样组织,以达通经活络、调和气血、泻热消肿之效而治疗疾病的一种治疗方法,常用于痔疮、肛裂、睑腺炎、痤疮等病证。挑治痔点(痔疮在体表的反应点),挑断一些皮下纤维,放出一点血液,不但可疏通经络、通腑泄热,且可消瘀滞,使经气流畅,火泻热清而便血止、疼痛消、痔疾愈。

一般情况下,在患者背部第 7 颈椎至第 5 腰椎两侧可见一种痔点,似丘疹样,稍突起,灰白或暗红色,压之不退。有时点上还生长一根毛。也可以同时出现几个点,找到痔点后,可用粗针挑破痔点,挑出白色纤维样丝状物数十条,但很少出血。

(一) 操作准备

1. 患者的准备　①详细询问病史。②常规行肛门直肠指诊及肛门镜检查。有预警症状如胃肠道肿瘤病史、便血、黑粪等,推荐治疗前行肠镜及相关检查,以排除直肠相关疾患。③重视治疗前与患者的谈话。

2. 场地及物品的准备　①需要规范标准治疗独立诊室,无菌操作,注意保护患者隐私;②良好的光源条件;③挑痔用三棱针(型号:2.6 mm)。

(二) 操作流程

1. 痔点定位　患者暴露背部,俯卧床上。在第七胸椎以下,骶部以上,两侧腋后线之间的范围内寻找痔点(痔点呈圆形或椭圆形,稍突出于皮肤,针尖大小,略带色素多呈灰色、暗红色、棕褐色或淡红色,压之不褪色);痔点不明显时可用手掌在背摩擦,痔点多变红润,如找到数个,以靠近下部为准,如找不到,可取大肠俞穴或周围压痛点,为针挑点。

2. 操作步骤　碘酒、酒精常规消毒;用消毒好的三棱针挑破痔点皮肤,针的方向与脊柱平行,使创口长约 0.5 cm,深 0.2～0.5 cm,可挑出白色透明纤维样物(状如细麻线)将其挑尽为好,在挑口上覆盖消毒棉,并予创可贴固定即可(图 11-3)。

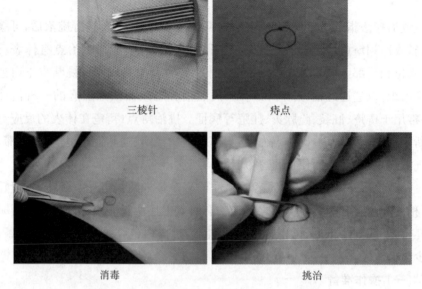

三棱针　　　　　　　　　痔点

消毒　　　　　　　　　挑治

图 11-3　挑治疗法

(照片由上海市嘉定区中医医院肛肠科熊国华医生提供)

(三) 注意事项

1. 适应证　内痔和以内痔为主的混合痔。

2. 禁忌证　有出血性疾病、糖尿病及严重心脏病的患者慎用,孕妇禁用。注意事项:挑刺当天和次日不能洗澡,以免伤口感染;挑治当日不宜劳动,不能吃刺激性食物。

3. 意外情况处理方案

(1) 晕针:立即停止挑治,平卧位,头部放低,松解衣带,注意保暖。轻者仰卧片刻,给予温水或糖;重者可刺人中、内关、足三里,灸百会、关元、气海;若病情危急则应配合其他抢救措施。

(2) 出血:停止挑治,压迫止血,一般能很快止血。

(3) 感染:可口服抗生素,必要时外科处理。

(4) 不良反应:无明显不良反应。

(四) 疗程疗效

每周 1 次,2 次为 1 个疗程。

熊国华等运用痔点挑治治疗内痔 150 例,总有效率 80.67%,随访 3 个月,总有效率 71.33%,仅供参考。

四、针刺疗法

针刺疗法是借助中医针具刺激人体穴位及经络治疗疾病的一种常见方法,简便易行、疗效显著,无毒副作用。

(一) 操作准备

1. **物品准备** 治疗盘内备以消毒的毫针、镊子、75% 乙醇棉球,干棉球、弯盘 2 个(一个盛放污棉球;一个内盛消毒液,浸泡用过的毫针)。

2. **体位** 根据针刺穴位的不同,选择适宜的体位,充分暴露针刺部位,以操作方便、患者感到舒适、肌肉放松能持久留针为宜。例如,胸腹部穴位取仰卧屈膝或仰靠坐位,背部穴取俯伏坐位或俯卧位。

(二) 操作流程

1. **取穴方案 1** 双侧次髎、承山、束骨、长强、二白(图 11-4)。

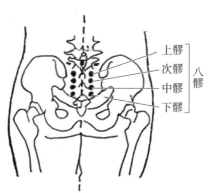

图 11-4 针刺疗法取穴方案 1

2. 取穴方案2 针刺董氏三穴其门、其正、其角,委中点刺放血,于耳穴大肠、直肠、肛门、脾穴行王不留行压丸治疗(图11-5,表11-1)。

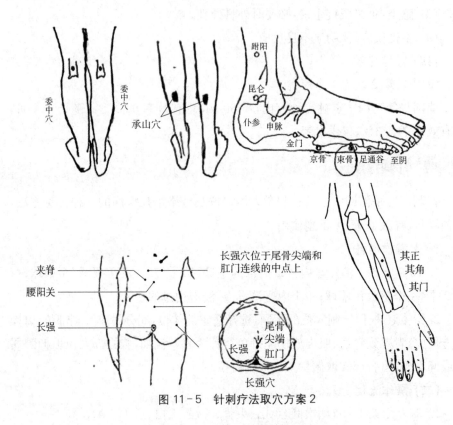

图11-5 针刺疗法取穴方案2

表11-1 针刺疗法取穴方案2

穴名	其门穴	其角穴	其正穴
定位	在手背桡骨的外侧上缘,手腕横纹正中央上2寸靠内侧1寸处	在手背桡骨的外侧,其门穴直上2寸	在手背桡骨的外侧,其门穴直上4寸
主治	子宫肌炎、卵巢炎、子宫肌瘤、尿道炎、妇科经脉不调、赤白带下、大便脱肛、痔疮痛、膀胱炎	同其门穴	同其门穴,3穴同时下针亦可治妇女性冷感、便秘痔疮
针法与应用	臂侧放,针斜刺约与皮下平行,由桡骨上缘以15°向外斜刺1~1.5寸,贴骨进针,效果更佳。其门、其角、其正3穴同时使用成倒马针法。为治疗痔疮、便秘及妇科的常用针法		

3. 选穴规律　同经选穴配伍:承山配会阳;交会经选穴配伍:承山配长强;局部选穴配伍:会阳配长强;上下选穴配伍:承山配二白。

4. 进针法　以75%乙醇棉球消毒穴位皮肤后,术者以左手拇指或示指按压穴位,用右手持针,紧靠左手指甲缘,以拇、示指下压力快速将针刺入皮肤,然后右手边捻转针柄边将针体刺入深处。此为单手进针法,多用于5 cm以内的短针。若为6.67～10 cm以上的长针,可采用双手进针,即以左手拇、示指裹棉球捏住针体,露出针尖0.67～1 cm,右手拇、示指夹持针柄,两手同时下压,快速将针尖刺入穴位皮肤,然后左手支持针体,右手拇、示指捻转针柄,将针刺入深处。手法:针刺得气后,根据证的虚实,采用相应的补泻手法。一般在得气后,捻转幅度小,速度慢,或提插时,重插慢提为补法;相反,在得气后捻转幅度大,速度快,或提插时轻插重提为泻法。起针:左手将消毒干棉球按压穴位处,右手、拇示指将针柄轻轻捻转上提,将针取出,同时左手用棉球轻轻按压穴位即可。操作完毕,协助患者衣着,安置舒适卧位,整理床铺。清理用物,归还原处。

(三) 注意事项

(1) 过饥、过饱、醉酒、劳累过度时,不宜立即进行针刺,身体过于虚弱的患者,手法不宜过强,并尽量选用卧位。

(2) 孕妇腹部、腰骶部和一些能引起子宫收缩的腧穴,如合谷、三阴交、昆仑、至阴等,不宜针刺;月经期间也不宜针刺。

(3) 避开血管针刺,防止出血,有自发性出血倾向或损伤后出血不止的患者,不宜针刺。

(4) 皮肤有感染、溃疡、瘢痕的部位,不宜针刺。

(四) 疗程与疗效

方案1:10天为1个疗程,治疗2个疗程,总有效率为93.8%。

方案2:2天1个疗程,共2个疗程,总有效率为92.7%。

第五节　西医适宜治疗技术

■ 套扎疗法

本节主要介绍适合社区开展的自动痔疮套扎术,该术又称橡胶圈结扎术(rubber band ligation),是传统胶圈套扎术经技术改良后兴起的一种痔疮新疗法。其原理是通过套扎器的自动套扎去除内痔组织及松弛过多的痔上黏膜,采用标准范围的负压,套扎适宜的组织,通过套扎痔核或痔上黏膜组织,将肛垫上提固定在正常的位置;同时利用胶圈的弹性阻断内痔的血供,使痔组织产生无菌性炎症反应,然后逐渐纤维化,使下移的肛垫固定在肌层上,达到消除痔出血和脱垂的症状的目的。

(一) 操作准备

1. 患者准备

(1) 详细询问病史,排除手术禁忌者,重视引起主诉症状的病变部位。

(2) 常规治疗前检查,包括心电图和凝血功能等。

(3) 常规行肛门直肠指诊及肛门镜检查。

(4) 治疗前排空粪便。

(5) 重视与患者之间的谈话,取得知情同意。

2. 场地及物品的准备

(1) 治疗在独立诊室进行,注意保护患者隐私。

(2) 需要良好的光源条件。

(3) 套扎专用肛门内镜。

(4) 良好的肛门润滑。

(5) 专用套扎器。

(6) 使用的胶圈大小及内径需合适。

(二) 操作流程

1. 治疗体位　根据患者情况及操作者习惯可选择侧卧位、折刀位及膀胱截石位等。

2. 操作步骤

(1) 充分润滑,适度扩肛。

(2) 探查评估,包括痔核大小和分布。

(3) 套扎部位:首选病变最严重的部位进行治疗,一般在肛门齿状线以上1～2 cm处,位于痔核上极黏膜,套扎后胶圈应完全位于齿状线上方。

(4) 选用自动痔疮套扎器,设置负压为 0.08～0.10 mPa。在负压吸引器正常工作后套扎痔疮基底部,打开负压吸引释放开关,促使套扎组织释放。其中,直肠黏膜内脱垂和直肠前突伴黏膜内脱垂的患者实施倒三角套扎方法或串联式套扎方法。倒三角套扎方法:在痔块基部套扎一个点,在上方成等腰三角形再套扎两个点。串联式套扎方法:在痔块基部套扎一个点,在正上方再套扎一个点(图11-7)。

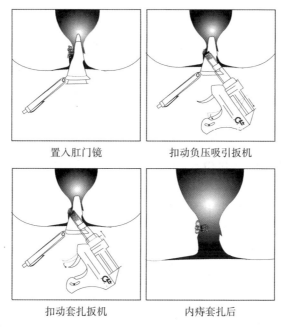

图11-7 套扎疗法示意

(图片由上海市博凡医疗器械有限公司提供,采用套扎器为江苏华杨医疗科技有限公司生产的一次性使用自动痔疮套扎器)

(5) 套扎数量以每次1~3枚为宜。

(6) 套扎完成后可给予药物纳肛或给予肛泰软膏等涂抹治疗。

(三) 注意事项

1. 术后处理

(1) 术后半小时内需加强访视,监测心率和血压等生命体征。

(2) 术后加强饮食相关指导,适度给予缓泻剂、膨胀剂及软化粪便的药物。

(3) 术后应向患者交代避免过早用力排便。

(4) 术后可给予消肿和止痛等对症药物治疗,温水坐浴和有效的肛门清洁及肛门栓剂可缓解局部症状。

(5) 套扎后 1 周左右痔核脱落,3～4 周创面基本可愈合,理想的套扎间隔时间为 4～6 周。

(6) 定期门诊随访。

2. 术中并发症的处理

(1) 内脏神经反射:因扩肛和黏膜牵拉关系,患者可表现为下腹不适感,伴恶心、头晕、胸闷、心悸、冷汗和面色苍白。主要体征为心率减慢和血压降低。处理方法:治疗前休息良好、正常饮食者在治疗过程中如发现以上情况,立即停止操作,并给予平卧 30 分钟多可自行恢复。紧急情况下可给予心电监护、吸氧及阿托品静脉注射等对症处理。

(2) 出血:少见,且多为套扎黏膜出血,多可自愈。

(3) 套扎位置偏离:可用普通的拆线剪刀或血管钳取出胶圈,重新套扎。

3. 术后并发症的处理

(1) 术后出血:主要以毛细血管渗血为主,多能自愈,大量出血少见。如有黏膜渗血可给予压迫止血。如粪便干硬或大力排粪后引起的大量出血,多为创面撕裂引起血管活动性出血,多需行出血点缝扎止血术,常在检查时一并完成,无需麻醉。但遇到个别患者术后探查困难,或者未能确定出血点位置的大出血患者,应在麻醉下仔细探查,并逐一缝扎各可疑的出血点。

(2) 术后肛门坠胀:术中及术后出血排粪感、肛门坠胀不适为最常见并发症。治疗后平卧休息约 30 分钟多可减轻,部分症状可持续数日,但症状多较缓和,常可通过坐浴及口服止痛剂得到缓解。

(3) 术后肛门疼痛:偶见术后肛门疼痛,多因套扎涉及肛门齿状线以下的肛管皮肤,治疗时辨认齿状线非常重要。必要时可给予止痛药物对症处理,通常患者多可耐受。

(4) 术后感染:治疗前准确评估是防止严重感染发生的关键。对于免疫力低下或有全身感染高危因素的患者,治疗前后可预防性使用抗生素。

(5) 外痔血栓形成:内痔套扎后,相应部位外痔因静脉回流被阻断可出现继发性血栓,如血栓形成可给予止痛药物或坐浴等方式待其缓慢自愈,也可手术切除血栓痔。

(6) 胶圈滑脱或断裂:选用高质量的胶圈可减少断裂及滑脱的发生风险。粪便干硬者,或用力排便是造成胶圈滑脱的诱因。因此,术后应常规予以缓泻剂、膨胀剂或软化粪便药物。

（7）发热：多为低热，具体原因不明，可自行缓解。如出现发热不退，需给予短期口服抗生素以预防全身性感染，并需严密观察发热情况及套扎局部症状变化。

（8）溃疡形成：小溃疡局部给予复方角菜酸酯栓剂纳肛，控便对症处理。大溃疡则应考虑溃疡继发性出血的可能，必要时可考虑局部清创缝合。

(四) 疗程与疗效

1. 适应证　具有脱出和出血症状的痔，包括Ⅰ、Ⅱ、Ⅲ度内痔及混合痔的内痔部分。

2. 禁忌证

（1）有严重的心、肝、肾疾患及凝血功能障碍（包括正在进行抗凝治疗）者。

（2）有盆腔放疗史。

（3）有严重免疫功能缺陷者。

（4）直肠及肛管有严重感染或炎性病变。

（5）近期（3个月内）有施行硬化剂注射治疗史。

一般情况下，套扎数量以每次 1～3 枚为宜，套扎后 1 周左右痔核脱落，3～4 周创面基本可愈合，如果胶圈滑脱或断裂影响治疗效果，可在首次治疗后 3～4 周后重复套扎。

(五) 预防调护

1. 痔疮的预防

（1）加强锻炼保持精力充沛，血液循环旺盛，避免静脉血液瘀积于肛肠部，防止血管发生曲张，从而可预防痔疮等肛肠疾病。

（2）注意节制饮食，避免暴饮暴食，少食或不食辛辣刺激性饮食，如辣椒、胡椒、芥末，以及烈性酒类，可食蔬菜和肉类，粗粮和细粮，适量饮水。每日配备食品，定时定量，亦不偏食。

（3）保持正常排便，避免有意控制大便，遇有便意即应如厕排出，要养成定时排便的习惯。不可暴力排便，纠正久蹲习惯，如厕时不要看书、看报，要养成每日一次排便的习惯。

（4）注意肛门卫生及正确的肛门清洗方法，避免直接热水淋浴龙头冲洗、肥皂、沐浴露、湿巾纸直接清洗肛门。

2. 痔疮的护理

（1）术前需注意了解患者的想法，正确解释治疗方案，安慰患者不要过度紧张，尽量放松情绪。对有些过度紧张的患者，术前夜里还可以适当口服镇静剂，保证充足的睡眠，以良好的状态接受手术治疗。

（2）注意合理调节饮食，术前1天无需禁食，只要适当控制饮食的结构和摄入量即可，食物以软食、无渣为好。劝说患者戒酒、戒烟，勿食辛辣和生冷不洁食物，避免术后刺激肛门，加重疼痛感。

（3）做好肠道清洁准备。很多痔疮患者常伴有习惯性便秘、脱肛等症，如果术前不将积粪排出，则会增加术后排便的难度，对伤口不利，故应在术前2小时使用开塞露排出粪便，这样有利于手术的操作，减少肛门术后排便的次数，延缓排便时间，有利于伤口的生长愈合。

第十二章

便　秘

第一节　概　述

一、定义

便秘是一种(组)症状,表现为排便困难和(或)排便次数减少、粪便干硬。排便困难包括排便费力、排出困难、排便不尽感、肛门直肠堵塞感、排便费时和需辅助排便。排便次数减少是指每周排便少于3次。慢性便秘的病程至少为6个月。属于中医学"便秘""后不利""大便难""脾约""秘结"等范畴。

二、流行病学研究

我国成人慢性便秘的患病率为4.0%~10.0%。慢性便秘患病率随着年龄增长而升高,女性患病率高于男性。慢性便秘的危险因素有经济状况、文化程度、生活方式、饮食习惯和精神心理因素等。农村地区便秘患病率高于城市。低体重指数(BMI)和生活在人口密集区的人群更易发生便秘。低纤维食物、液体摄入减少和较少的体力活动均可增加慢性便秘发生的可能性。有便秘家族史较无家族史的个体发生便秘的可能性明显升高。某些药物的使用也是便秘的危险因素,包括抗胆碱能药物、阿片类药、抗抑郁药、抗癫痫药、抗组胺药、抗精神病药、抗震颤麻痹药、解痉药、钙拮抗剂、钙剂、铁剂、止泻药、非甾体抗炎药等。慢性便秘患者生命质量下降,造成明显的经济和社会负担。

三、病因

便秘的病因包括功能性、器质性和药物性。根据病因可进一步分为原发性便秘和继发性便秘。

1. **原发性便秘** 又称特发性便秘或功能性便秘。主要由于结肠、直肠肛门的神经平滑肌功能失调所致，包括功能性便秘、功能性排便障碍和便秘型肠易激综合征。

2. **继发性便秘** 主要是器质性疾病和药物相关的原因。引起便秘的器质性疾病主要包括代谢性疾病、神经源性疾病、结肠原发疾病（如结肠癌）等。药物性便秘主要由抗胆碱能药物、阿片类药、钙拮抗剂、抗抑郁药、抗组胺药、解痉药、抗惊厥药等诱发。

四、病理生理

慢性功能性便秘是多种病理生理机制共同作用下发生的，包括肠道动力障碍、肠道分泌紊乱、内脏敏感性改变、盆底肌群功能障碍和肠神经系统功能紊乱等。根据结肠传输时间、肛门直肠测压和排粪造影等检查结果，可分为正常传输型便秘、慢传输型便秘、排便障碍型便秘和混合型便秘。

第二节 临床表现

慢性便秘的主要临床表现包括排便次数减少、粪便干硬、排便费力、排便时肛门直肠梗阻或堵塞感、需要手法辅助排便、排便不尽感，部分患者缺乏便意、想排便但排不出（空排）、排便量少、排便费时等。而每个类型又有其各自的特点。

1. **正常传输型便秘** 患者通常有自我感觉便秘，并有排便困难或延迟排便、粪便硬、腹胀或其他腹部不适，同时存在精神心理困扰。

2. **慢传输型便秘** 临床表现为排便次数少、排便费力、粪便干结等严重症状，但不存在排便协调障碍。

3. **排便障碍型便秘** 由于患者在排便过程中，盆底肌群存在矛盾收缩、松弛不全或肛门静息压增高等征象，故而出现粪便排出障碍。主要特征为直肠排出受阻，表现为直肠推进力不足和（或）排出阻力增加。

4. **混合型便秘** 具有结肠慢传输特点，也存在肛、直肠功能异常，或两者均不典型。该型可能是由于慢传输型便秘发展而来，也有人认为长期的出口梗阻影响了结肠排空继发结肠无力。

第三节 诊断要点

一、西医诊断

1. 诊断标准 功能性便秘的诊断参照罗马Ⅳ标准,需要排除肠道及全身器质性因素、药物及其他原因导致的便秘并符合以下标准。

(1) 必须符合下列≥2个症状:①至少25％的时间排便感到费力;②至少25％的时间排便为块状便或硬便;③至少25％的时间排便有不尽感;④至少25％的时间排便有肛门直肠梗阻或阻塞感;⑤至少25％的时间排便需要手法辅助(如用手指协助排便、盆底支持);⑥每周自发性排便少于3次。

(2) 不使用泻药时很少出现稀便。

(3) 不符合IBS-C的诊断标准。

诊断前症状出现至少6个月,且近3个月症状符合以上诊断标准。如患者符合阿片引起的便秘的诊断标准,就不应该诊断为功能性便秘,但临床医生要注意功能性便秘和阿片引起的便秘两者可重叠。

2. 鉴别诊断 依据罗马Ⅳ标准,功能性便秘患者不应该符合IBS-C标准,虽然腹部疼痛和(或)腹胀可能存在,但不是主要症状。

3. 功能性便秘的诊断步骤 需要进行以下5个循序渐进的步骤:①临床病史;②体格检查;③实验室检查;④结肠镜检查或其他检查;⑤特殊的检查用以评估便秘的病理生理机制(有必要且有条件时进行)。

二、中医诊断

中医学对于便秘的认识由来已久,在古代医学典籍中便秘有多种称谓,常见的有"脾约""阳结""阴结"等,其中最早的记载见于《黄帝内经》中的"大便难""不便"等。中医认为,饮食入于胃,经脾胃运化,水谷精微为身体所受用,而其剩下之糟粕由大肠传导而出,经魄门排解出体外,其中糟粕即为大便。若脾胃运化失司,大肠传导功能失常,糟粕滞于肠道,积聚过久,则便质坚硬干涩,难出于魄门,发为便秘。根据中医辨证,可分为5种类型。

1. 肠胃积热证　大便干结,腹部胀满,按之作痛,口干或口臭。舌苔黄燥,脉滑实。

2. 肠道气滞证　大便不畅,欲解不得,甚则少腹作胀,嗳气频作。苔白,脉细弦。

3. 脾肾阳虚证　大便秘结,面色萎黄无华,时作眩晕,心悸,甚则少腹冷痛,小便清长,畏寒肢冷。舌质淡,苔白润.脉沉迟。

4. 阴虚肠燥证　大便干结,状如羊屎,口干少津,两颧红赤,心烦少眠,潮热盗汗,神疲纳差。舌红,苔少,脉细小数。

5. 脾虚气弱证　大便干结如栗,或粪质并不干硬,虽有便意,但临厕努挣乏力,便难排出,汗出气短,便后乏力,面白神疲,肢倦懒言,舌淡苔白,脉弱。

三、鉴别诊断

对近期内出现便秘或便秘伴随症状发生变化的患者,鉴别诊断尤为重要。

1. 肛门直肠指诊　有助于排除肛门直肠器质性疾病,对评估肛门括约肌和耻骨直肠肌功能非常重要。肛门直肠指诊可以作为不协调性排便或需要肛门直肠压力测定检查的初筛指标。肛门直肠指诊时嘱患者作用力排便的动作,正常情况下肛门口松弛,如手指被夹紧,提示可能存在肛门括约肌不协调收缩;对合并肛门直肠疼痛的患者,通过检查耻骨直肠肌触痛可以鉴别是肛提肌综合征还是非特异性功能性肛门直肠疼痛。

2. 辅助检查　对年龄>40岁的慢性便秘初诊患者,特别是对伴有警报征象或在随诊中出现警报征象的患者有针对性地选择辅助检查,包括结肠镜检查,以明确排除器质性疾病。警报征象包括便血、粪便隐血阳性、发热、贫血和乏力、消瘦、明显腹痛、腹部包块、血癌胚抗原升高、有结直肠腺瘤史和结直肠肿瘤家族史等。

四、相关疾病的鉴别诊断

1. 功能性便秘和盆底功能障碍　前者是指无器质性疾病证据的慢性便秘。部分功能性便秘患者有盆底障碍的表现,后者需伴有盆底障碍的表现。即符合罗马Ⅳ的功能性便秘的诊断标准,还需具备盆底障碍的客观依据。

(1) 有肛门直肠测压、肌电图或X线检查的证据,表明在反复作排便动作时,盆底肌群不合适的收缩或不能放松。

(2) 力排时直肠能出现足够的推进性收缩。

(3) 有粪便排出不畅的依据。

2. **功能性便秘和便秘型肠易激综合征** 两者均属于功能性肠病,X线钡剂灌肠或结肠镜检查均不显示有病变,也无系统性疾病的证据,不同的是便秘型肠易激综合征患者有腹痛和(或)腹胀,且和异常的排便(便秘或腹泻)有关。

3. **先天性巨结肠和结肠假性梗阻** 两者均为动力障碍的疾病。但前者是由于远端结肠病变肠段肌间神经丛缺乏神经节细胞,使结肠的正常蠕动和肛门内括约肌对直肠扩张的反射性松弛消失,钡剂灌肠可显示病变肠段呈不规则狭窄,与正常肠段有一过渡区,呈圆锥形,而近端结肠扩张。临床大多为慢性便秘症状,肛指检查时可诱发排气与排出糊状粪便。结肠假性梗阻属肠道肌肉神经疾病,又称 Ogilvie 综合征,表现为严重便秘,腹胀和腹膨隆,结肠普遍扩张,但不存在机械性梗阻。结肠假性梗阻可继发于糖尿病、硬皮病、腹部手术后等。

五、评估功能性便秘病理生理学的特殊检查

目前,评估功能性便秘病理生理学的特殊检查有结肠传输试验、肛门直肠测压、球囊逼出试验、排粪造影、盆底肌电图等,借助这些检查可判断临床类型,对功能性便秘患者酌情选择上述检查。

1. **结肠传输试验** 随标准餐顿服不透 X 线的标记物,于 48 小时拍摄腹部 X 线片,若大部分标记物在乙状结肠以上,可于 72 小时后再摄片。根据标记物的分布计算结肠传输时间和排出率,判断是否存在结肠传输延缓、排便障碍。若 48 小时 70% 的标志物在乙状结肠以上,则提示存在结肠慢传输;若 80% 标志物存留于乙状结肠和直肠,则提示功能性排便障碍的可能。在现阶段不推荐将胶囊内镜作为评估慢性便秘患者结肠传输功能的常规检查,主要基于其价格较高和存在胶囊嵌顿的风险。

2. **肛门直肠测压** 能评估肛门直肠的动力和感觉功能,适用于以排便障碍为主要表现的患者。通过监测用力排便时盆底肌有无不协调收缩、是否存在直肠压力上升不足和缺乏肛门直肠抑制反射、直肠感觉阈值有无变化,以及直肠顺应性有无变化等。与传统的水灌注系统相比,高分辨率肛门直肠压力测定可检出更多的结构和功能异常,包括耻骨直肠肌功能异常。

3. 球囊逼出试验 可作为排便障碍型便秘的初筛检查。可根据患者排出直肠内的充水或充气的球囊所需的时间来评估直肠的排出功能。排出球囊所需的时间取决于使用的方法,排出 50 ml 充水球囊的时间为 1~2 分钟不等。球囊逼出试验作为功能性排便障碍的筛查方法简单、易行,但结果正常并不能完全排除盆底肌不协调收缩的可能。

4. 排粪造影 通常采用 X 线法,即将一定剂量的钡糊或钡液注入直肠,模拟生理性排便活动,动态观察肛门直肠的功能和解剖结构变化。通过排粪造影能检出慢性便秘患者存在的形态学异常和排出功能异常,如直肠黏膜脱垂、内套叠、直肠前突、肠疝(小肠或乙状结肠疝)及盆底下降综合征等。MRI 排粪造影能实时显示直肠肛门的运动和排空情况,同时能清晰显示耻骨直肠肌、肛提肌、肛门内括约肌,以及直肠和肛门周围的软组织,且无辐射等优点。对难治性排便障碍型便秘,MRI 排粪造影结果是外科确定手术方式的重要依据。

5. 盆底肌电图检查 能明确是否为肌源性病变,盆底肌肉众多,但盆底肌电图可精细检测到每块肌肉的活动情况。传统的针式盆底肌电图是诊断盆底肌不协调的重要方法,可作为肉毒素注射引导定位肌肉的方法。目前,临床采用的盆底表面肌电为经过信号处理后的信息,可作为盆底生物反馈治疗前后监测肌肉训练的工具。

第四节 中医适宜治疗技术

一、针刺疗法

针刺疗法是以中医理论为指导,运用针刺防治疾病的一种方法。在治疗慢传输型便秘方面有着显著的疗效。它既能调节结肠动力,又能使结肠的 Cajal 间质细胞趋于正常。

(一)操作准备

1. 器材准备 一次性毫针、G6805-Ⅱ电针仪或其他型号电针仪。

2. 消毒 在需要针刺的腧穴部位消毒时,可用 75% 乙醇棉球拭擦即可。在施术前,医者应先用肥皂水将手洗刷干净,待干后再用 75% 乙醇棉球擦拭即可。施术时医者应尽量避免手指直接接触针体,如必须接触针体时,可用消毒干棉球作间隔物,以保持针身无菌。

(二) 操作流程

1. 患者体位　患者通常取卧位,以方便操作。

2. 取穴

(1) 主穴:大肠俞、天枢、承山、上巨虚、支沟。

(2) 辨证配穴:肠胃积热证加曲池、合谷、丰隆;肠道气滞证加合谷、太冲、肝俞、三阴交;脾肾阳虚证灸神阙、气海、关元,可加脾俞、公孙、肾俞;阴虚肠燥证加三阴交、照海、太溪;脾虚气弱证灸关元、命门、腰阳关,可加足三里、气海、大钟。

(3) 辨病取穴:结肠慢传输型取穴主要在脐平面上下及下肢远端穴位,部位偏上;盆底痉挛型和盆底松弛型以中髎和下髎穴为主,部位偏下;盆底松弛型宜配合气海、百会灸法以升提;精神心理状态异常可加风府、大椎、神道、灵台、腰阳关等督脉穴通督调神;失眠宜配合印堂、神庭、内关、神门。

3. 操作方法　常规消毒后,选用直径为 0.30～0.35 mm 的毫针,根据患者针刺部位不同,选择适宜的进针深度、角度。每次治疗留针 20～30 分钟,留针期间行针 2～3 次,捻转幅度为 2～3 圈,捻转频率为每秒 2～4 个往复,每次行针 5～10 秒。肠胃积热证、肠道气滞证用泻法,脾肾阳虚、脾虚气弱用补法。阴虚肠燥证用平补平泻手法。同时可配合电针,疏密波,电针频率 2～15 Hz,刺激以患者舒适为度。

(三) 注意事项

(1) 患者饥饿、疲劳、精神紧张时不宜针刺。

(2) 有自发出血或损伤后出血不止者;皮肤感染、溃疡、瘢痕等部位不宜针刺。

(3) 针刺胸、肋、背部腧穴时应注意针刺角度、方向及深度等。

(4) 对意外情况的处理

1) 晕针:当患者体质虚弱,精神紧张,或疲劳、饥饿、大汗后或体位不当时,在针刺过程中患者突然出现精神疲倦,头晕目眩、面色苍白,恶心呕吐,四肢发冷;或神志不清,仆倒在地,唇甲青紫,二便失禁等情况,应当考虑为晕针。对于这类患者应立即起针,将患者移至通风的地方,使其平躺,观察血压心率等生命体征。若症情较轻,患者意识清楚,可进一步观察,或予口服温水或糖水;若症状严重,伴有意识不清,则需及时抢救。

2) 局部出血:多由于针尖弯曲带钩,使皮肉受损,或刺伤血管所致。若起针后出现血流不止或局部肿起等情况,需用干棉球压迫止血5分钟。若局部肿胀疼痛较剧,青紫面积大而且影响到活动功能时,可先做冷敷止血后,再做热敷或在局部轻轻揉按,以促使局部淤血消散吸收。

(四) 疗程

每日1次,留针30分钟,10次为1个疗程,治疗2个疗程。

二、推拿疗法

推拿疗法可利用手法通过对经络及穴位的刺激,尤其是对腹部的操作,将机械能直接延伸为胃肠道肌群的蠕动能,从而刺激排便。

(一) 操作准备

(1) 器材准备:治疗巾。

(2) 向患者说明穴位按摩的作用、方法,以取得合作。

(3) 进行腰腹部按摩时,嘱患者排空膀胱。

(4) 安排合理体位,必要时协助松开衣着。冬季注意保暖。

(二) 操作流程

1. 取穴

(1) 主穴:脾俞、胃俞、大肠俞、三焦俞、天枢、足三里、上巨虚、大横。

(2) 辨证配穴:肠道实热,加点曲池、合谷、丰隆;肠道气滞,加点太冲、行间、肝俞、胆俞;脾虚气弱,加揉中脘、膻中、关元、气海;脾肾阳虚,加横擦肾俞、命门、八髎。阴虚肠燥,加按揉膈俞、血海、太溪、三阴交。

(3) 基本手法:按揉法、擦法、点法、震颤法、搓法、摩法、斜扳法。

2. 操作方法

(1) 患者取俯卧位,医者立于患者一侧,搓膀胱经腰背部循行,在腰骶部点按揉脾俞、胃俞、大肠俞、三焦俞等背俞穴。如腰部棘突有偏歪,可行斜扳法。

(2) 患者取仰卧位,医者立于患者右侧,一指禅偏锋推摩天枢、大横,沿升、横、降、乙状结肠路线行掌摩腹部,颤点中脘,点按足三里、上巨虚。

(3) 若在左下腹部摸到有粪块,可向下方用力推按,若能听到肠鸣音为最佳。

（三）注意事项

（1）推拿操作过程中，必须注意医师自身和环境卫生，防止交叉感染和院内感染。

（2）推拿手法需柔和，切记粗暴。

（3）操作过程中，必须以患者耐受为宜、随时观察患者对手法反应，若有不适，应及时调整手法或停止操作，嘱患者卧床休息。必要时可请内科医师协助治疗。

（4）各种出血性疾病、盆腔肿块、皮肤破损及瘢痕等部位禁止推拿。

（四）疗程

每日1次，每次30分钟。7天为1个疗程。治疗2个疗程。

三、耳穴贴压法

耳穴贴压法是采用王不留行籽、莱菔籽等丸状物贴压于耳廓上的穴位或反应点，通过其疏通经络，调整脏腑气血功能，促进机体的阴阳平衡，达到防治疾病、改善症状的一种操作方法。

（一）操作准备

1. 器材准备

（1）贴压材料：王不留行籽、油菜籽等。临床上多用王不留行籽，因其表面光滑，大小和硬度事宜。

（2）其他物品：医用胶布、镊子或蚊式弯血管钳、切割刀、75％乙醇、消毒干棉球。

2. 用前处理　应用前用沸水烫洗贴压材料2分钟，晒干装瓶备用。

（二）操作流程

1. 取穴　以大肠、直肠为主穴，辅以腹、三焦、胃、脾等。

2. 常用贴压手法　对压法、点压法、直压法、按揉法。

3. 操作方法　耳廓75％乙醇棉球消毒，将王不留行子置耳压板上，胶布固定，分割成0.6 cm×0.6 cm小块。用镊子挟住贴敷于所选的耳穴上，用力按压，每穴轮流按压10次，每次每穴按压持续30～40秒，每日自行按压3～5次。两侧耳穴隔日交替使用。

4. 刺激强度　根据患者的耐受情况而定。儿童、年老体弱、孕妇、神经衰弱和痛觉敏感的患者用轻刺激手法。一般选用中等刺激强度，以贴压后耳廓有贴压感为宜，即热、胀、麻、微痛感。

（三）注意事项

（1）夏季贴压时，因汗多故不宜贴压时间过长。冬季冻疮及耳廓炎症者不宜，胶布过敏者忌用。

（2）过度饥饿、疲劳、精神高度紧张、年老体弱者、孕妇、习惯性流产者慎用。

（3）防止胶布潮湿，按压不能过度用力，以不损伤皮肤为宜，防止引起皮肤炎症。

（4）如果出现对胶布过敏，局部出现痒、红或出现皮肤破溃、丘疹，可耳尖放血，贴压凤溪、肾上腺穴或者改用其他疗法。

（5）患者自行按摩时，应以按压为主，不要揉搓，以免搓破皮肤造成感染。

（四）疗程

7天为1个疗程，治疗2个疗程。

四、穴位埋线法

穴位埋线法是在针灸经络理论的指导下，将可吸收性外科缝线埋入相应穴位区域，经过多种因素持久、柔和地刺激穴位，达到疏通经络气血以治疗疾病的一种方法。

（一）操作准备

1. 器材准备　羊肠线或生物蛋白线、套管针、一次性埋线针、碘伏。

2. 消毒　在需要埋线的穴位于碘伏消毒。在施术前，医者应先用肥皂水将手洗刷干净，待干后再用碘伏擦拭即可。施术时医者应尽量避免手指直接接触针体，如必须接触针体时，可佩戴一次性手套。

（二）操作流程

1. 取穴　处方1：上巨虚、足三里、天枢、关元；处方2：下巨虚、天枢、气海、归来。

2. 操作方法　嘱患者仰卧位，暴露腹部及双下肢，选准穴位，局部碘伏棉球。消毒取使用9号一次性无菌埋线针，将2-0号医用羊肠线一段约2 cm用无菌镊子放入穿刺针尖端孔内，刺入穴位1.5～2寸，得气后边推针芯，边退针管，置入羊肠线，天枢和上巨虚穴直刺，归来穴向左侧呈45°角斜刺，外归来向下内斜刺,用棉签按压针孔片刻,查无出血后贴上无菌纱布,以防针孔感染。

(三) 注意事项

(1) 采用的针具及线体均为一次性的医疗产品,保证一人一针,用后按规定销毁,避免了医源性交叉感染。

(2) 埋线后局部出现酸、麻、胀、痛的感觉是正常的,是刺激穴位后针感得气的反应。体质较柔弱或局部经脉不通者更明显,一般持续时间为2～7天。

(3) 埋线后6～8小时内局部禁沾水,不影响正常的活动。

(4) 局部出现微肿、胀痛或青紫现象是个体差异的正常反应,是由于局部血液循环较慢,对线体的吸收过程相对延长所致,一般7～10天即能缓解,不影响任何疗效。

(5) 体型偏瘦者或局部脂肪较薄的部位,因其穴位浅,埋线后可能出现小硬节,不影响疗效,但吸收较慢,一般1～3个月可吸收完全。

(6) 女性在月经期、妊娠期等特殊生理期时期尽量不埋线,对于月经量少或处于月经后期患者可由医生视情况"辨证论治"埋线。

(7) 皮肤局部有感染或有溃疡时不宜埋线。肺结核活动期、骨结核、严重心脏病、瘢痕体质及有出血倾向者等均不宜使用此法。

(四) 疗程

间隔15天再埋线1次,疗程1个月。

五、中药保留灌肠

将中药煎剂自肛门灌入,保留在直肠或结肠内,通过肠黏膜吸收,提高了药物的生物利用度,减少了口服时消化酶对药物的破坏,从而达到治疗目的。

(一) 操作准备

1. 器材准备

(1) 灌肠器,见图12-1。

(2) 其他用物:小容量灌肠筒、量杯、水温计、肛管、润滑剂等。

2. 治疗前准备

(1) 了解患者的病情、临床诊断、排便情况,理解配合能力等。

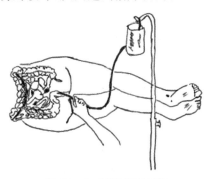

图12-1 灌肠器示意图

(2) 关闭门窗,屏风遮挡患者。适宜室温,光线充足。

(3) 灌肠前 30 分钟患者需排空二便。

(4) 操作者向患者介绍灌肠方法及注意事项,取得配合。

(5) 药温 39~41℃,药液量 100 ml。

(二) 操作流程

1. 常用药物(参考处方与剂量)　生黄芪 60 g、生白术 45 g、枳壳 30 g、桃仁 9 g、肉苁蓉 30 g、生首乌 30 g,加水 500 ml,浓煎至 100 ml,保留灌肠。

2. 操作方法

(1) 体位:患者左侧屈膝卧位,臀部垫高 10~20 cm。

(2) 插管:连接好排气装置后戴手套,润滑肛管,嘱患者张口呼吸,将肛管轻轻插入直肠 10~12 cm。当患者肛门括约肌收缩等原因致肛管难以插入时,可让患者放松或用指腹按摩肛周,待患者放松后再将肛管缓慢插入。

(3) 滴速:为 60~90 滴/分钟。用胶布将肛管固定于臀部。为使灌肠液能较好保留,药液滴注完成后可保持头低足高位 20 分钟。

(4) 拔管:药液注入完毕,拔出肛管,嘱患者尽量保留药液。

(三) 注意事项

(1) 患者行灌肠后即休息,避免下床活动,有便意时可做深呼吸,以降低腹压。

(2) 注意灌肠溶液的温度、流速、压力和溶液量,患者是否耐受。

(3) 在治疗前,对每个患者进行健康宣教。包括体位及保留时间。

(四) 疗程

7 天为 1 个疗程,治疗 2 个疗程。

第五节　西医适宜治疗技术

一、行为疗法

当前的社会因素,是导致慢性便秘的诱发、加重及持续的不可忽视的因素。过度疲劳使机体处于虚弱和被动状态,消耗体力和精力,打乱人的正常生活规律,抑制排便从而引起便秘。因此,合理安排好生活与工作,避免过度紧张劳累,做到劳逸结合,起居正常。采用行为疗法是预防便秘的一种辅助手段,只要长期坚持,可起到事半功倍的效果。

(一) 操作准备

选择一个安静、温暖、舒适的环境。

(二) 操作流程

1. 每日在一定的时间安排排便　一般来说,大多数人在进食后胃肠蠕动加强,容易产生便意。因此,每日排便的时间应定在早餐或午餐后为宜,但不可拘泥,有便意的时候尽量不要错过,随时排便,以此作为条件反射的信号,建立良好的排便规律。

2. 提肛运动　该运动在坐、卧位和站立时均可进行。指导患者思想集中,收腹,缓慢呼气,同时用意念有意识地向上收提肛门,当肺中的空气尽量呼出后,屏住呼吸,保持收提肛门 2～3 秒,然后全身放松,让空气自然进入肺中,静息 2～3 秒,再重复上述动作。同样,尽量吸气时收提肛门,然后全身放松,让肺中的空气自然呼出。每日 1～2 次,每次 30 下,做 5 分钟。

(三) 注意事项

行为疗法起效较慢,作用弱,需长期坚持。

(四) 疗效

需长期坚持,并需达到一定的强度,对养成良好的生活习惯和预防便秘大有帮助。

二、生物反馈

生物反馈治疗的实质是利用声音和影像的反馈,刺激训练患者正确地控制肛门外括约肌的舒缩,达到正常排便。生物反馈治疗法是一种纠正不协调排便行为的训练法,主要用于治疗肛门括约肌失协调和盆底肌、肛门外括约肌排便时矛盾性收缩导致的排便障碍型便秘,该法与药物治疗相比具有无药物不良反应、成本低、非创伤性等优点,目前国内已开展此项疗法。

(一) 操作准备

1. 器材准备　生物反馈仪、非损伤性电极、肛门探头。

2. 病情评估　对病情全面评估,排除器质性、继发性、药源性便秘。同时还需评估其精神心理状态、认知能力。

(二) 操作流程

(1) 在治疗前,向患者详细讲解人体结肠、直肠、肛门和盆底肌的正常解剖和生理功能,讲解正常排便的机制;并向患者讲解生物反馈治疗的机制和目的,以及生物反馈仪器的使用方法。

(2) 患者取半卧位,嘱其放松,按照图形、指令配合。

(3) 进入任务界面,根据患者病症选择适合的治疗模板,正确连接电极,液体石蜡润滑肛门探头,置入患者肛内。

(4) 进入程序的"调整"阶段,电刺激的"调整":缓慢加大电流至合适的强度。患者感到胀麻感即可,避免强度太大引起刺痛开始治疗。生物反馈的"调整":患者最放松时,点击"设为基线",患者最大收缩时,点击"设定建议范围"。

(5) 电刺激阶段:患者接受电流刺激盆底肌肉群收缩和舒张,属于被动锻炼,治疗时间约 20 分钟。生物反馈治疗阶段:让患者根据计算机显示屏图形,反复进行缩肛、收缩腹肌、放松肛门外括约肌、模拟排便动作训练,使患者掌握正确的盆底肌运动规律,主动锻炼盆底肌群的排便功能,治疗时间为 25 分钟。

(6) 治疗结束后,嘱患者在家中按照训练自行练习。

(三) 注意事项

(1) 探头专人专用,以免交叉感染。探头给予患者时交代要轻拿轻放,探头电源接头禁忌进水、扭曲,不能摔,否则探头极易损坏。

(2) 操作者掌握电刺激的禁忌证,特别注意的是胸部装有心脏起搏器的患者禁做,根据病情选择相应的电刺激程序。

(3) 电刺激时,嘱患者选择合适的刺激强度,以舒适为标准,循序渐进逐步提高强度,而不是追求高强度,勿急必反。

(4) 制订个性化的治疗方案。治疗方案的设计除了依据每位患者盆底评估的情况以外,还要考虑患者的认知、参与训练的便利程度等情况,提出个性化建议。

(四) 疗程

每天 1 次,每周 5 次,2 周为 1 个疗程。一般需坚持 2 个疗程。

三、结肠水疗

结肠水疗是通过结肠水疗仪使肠道清洁、改善人体内环境的一种新的治疗方法。它是利用结肠本身具有的吸收和排泄功能,通过清水祛除肠腔内和黏膜上的有害代谢产物和毒素,在肠道内建立起健康有效的透析系统。

(一)操作准备

(1)器材准备:结肠水疗仪、肛管、液体石蜡。

(2)水经过滤、加热和紫外线消毒,水温应控制于36~39℃。

(二)操作流程

(1)嘱患者排空膀胱,换好专用衣裤,取侧卧位。

(2)开机连接进排水管,用液体石蜡润滑肛门和肛管,接好肛管插入肛门,插入深度为5~7 cm。

(3)设置好压力、温度、时间、流速等参数后嘱患者舒适平躺,开进水阀向肠道注水,反复冲洗15~20次,用水量约40 L。

(4)至有便意时打开出水阀,同时嘱患者于腹部顺时针手法按摩结肠约5分钟。

(5)治疗时与患者保持交流,了解其感受及不适,并给予相应处理。

(6)反复注水与排出,观察排污管内的排出物情况,直至无粪便排出,拔除肛门插管。水疗结束后静息30分钟。

(三)注意事项

(1)患有严重心脏病、肠道肿瘤、严重贫血、怀孕、肠症出血或穿孔、疝气、肝硬化、肛瘘管、严重痔疮、肠道手术者、动脉瘤、肾功能减退者慎用。

(2)局部性回肠者、结肠溃疡者、急性憩室炎患者慎用。

(3)肝脏部位出血或化脓者禁用。

(4)操作时动作要轻柔,防止损伤直肠黏膜。

(5)灌洗过程中密切观察患者的反应及排便的颜色、性质、量,如有心悸气短、剧烈腹痛,或排出血性液,应及时停止操作,立即通知医师。

(四)疗程

每次治疗时间为45~60分钟。2周1次,4次为1个疗程。

第十三章

肛周脓肿

第一节 概 述

肛管直肠周围脓肿是指肛管直肠周围间隙因发生急慢性化脓性感染而形成的化脓性疾病，简称肛周脓肿（perianorectal abscess）。中医称为"肛痈"。本病临床特点为：发病较为急骤，疼痛剧烈。多来自肛窦的感染发炎，沿肛腺腺管蔓延扩散至肛管皮下间隙、直肠黏膜下间隙及其他肛管周围间隙形成脓肿；另如肛裂、内外痔、结直肠炎及肛门直肠损伤等亦可引起肛管直肠周围脓肿的发生；又如肺炎等周身其他部位感染，经血液循环至肛管直肠周围间隙形成脓肿；肛门周围皮源性感染也可引起肛管直肠周围脓肿的发生。脓肿破溃或切开后有较大概率可形成肛瘘，肛周脓肿是肛管直肠周围炎症的急性表现，而肛瘘多为其后期慢性表现。任何年龄、任何职业均可发病，从发病年龄来看，有两个发病高峰期：婴幼儿期和20～40岁青壮年期。男性多于女性，男女比例约为9∶1。

第二节 临 床 表 现

肛周脓肿主要表现为肛门周围疼痛、肿胀、有结块，伴有不同程度的发热、倦怠等全身症状。由于脓肿的部位和深浅不同，症状也有差异，如肛提肌以上的间隙脓肿，位置深隐，全身症状重而局部症状轻；肛提肌以下的间隙脓肿，部位浅，局部红、肿、热、痛明显而全身症状较轻。

1. 肛门旁皮下脓肿　发生于肛门周围皮下组织内，局部红、肿、热、痛明显，脓成按之有波动感,全身症状轻微。

2. 坐骨直肠间隙脓肿　发生于肛门与坐骨结节之间,感染区域比肛门皮下脓肿广泛而深。初起仅感肛门部不适或微痛,逐渐出现发热、畏寒、头痛、食欲缺乏等症状,继而局部症状加剧,肛门有灼痛或跳痛,在排便、咳嗽、行走时疼痛加剧,甚则坐卧不安。肛门指诊患侧饱满,有明显的压痛和波动感。

3. 骨盆直肠间隙脓肿　位于肛提肌以上,腹膜以下,位置深隐,局部症状不明显,有时仅有直肠下坠感,但全身症状明显。肛门指诊可触及患侧直肠壁处隆起、压痛及波动感。

4. 直肠后间隙脓肿　症状与骨盆直肠间隙脓肿相同,但直肠内有明显的坠胀感,骶尾部可产生钝痛,并可放射至下肢,在尾骨与肛门之间有明显的深部压痛。肛门指诊直肠后方肠壁处有触痛、隆起和波动感。

本病5～7天成脓,若成脓期逾月,溃后脓出色灰稀薄,不臭或微臭,无发热或低热,应考虑结核性脓肿。

第三节　诊断要点

1. 症状和体征　局部红肿疼痛,直肠指诊可触及压痛性肿块,或有波动感,局部穿刺可抽出脓液,且无明显全身症状者,多位于肛提肌以下间隙,属低位肛管直肠周围脓肿。出现寒战、高热、乏力、脉数等全身症状,血白细胞总数及中性粒细胞数增高,局部饱满,穿刺可抽出脓液者,多位于肛提肌以上间隙,属高位肛管直肠周围脓肿。

2. 分类诊断　以肛提肌为界,将肛管直肠周围脓肿分为低位肛管直肠周围脓肿和高位肛管直肠周围脓肿。前者包括肛门周围皮下脓肿、坐骨直肠间隙脓肿、括约肌间隙脓肿、肛管后间隙脓肿,后者包括骨盆直肠间隙脓肿、直肠后间隙脓肿、直肠黏膜下脓肿。

3. 超声诊断　有条件者,可行肛周或肛内超声检查。病灶内部常出现液性暗区,边界清楚。有助于判定肛管直肠周围脓肿的位置、大小、形态、边缘、密度等。

4. 鉴别诊断　肛管直肠周围脓肿需与骶前囊肿、化脓性大汗腺炎、肛周毛囊炎、疖肿、克罗恩病并发脓肿及女性前庭大腺囊肿等相鉴别。

第四节 中医适宜治疗技术

一、火针排脓

(一)操作准备

准备2%利多卡因5 ml和钨钢火针。操作前于局部浸润麻醉后,用5 ml针管穿刺抽脓来判定脓腔位置,以点燃的酒精灯为火源备用。

(二)操作流程

患者取侧卧位,患侧在下,盖住双眼,以免增加恐惧感。选择脓腔距体表最薄处作为穿刺部位。操作时,一手固定脓腔;另一手以握笔式持针,将针尖体伸入火焰外层,将针烧至通红时,持火针直刺脓腔,火针入脓腔后,阻力突然消失,有刺空感,此时转动一下火针,烧焦周围组织,以防止创面出血,再拔出火针,脓液即随之流出。棉球擦干脓液后,外敷红油膏纱条,无菌纱布覆盖,胶布固定,每日换药1次。

(三)注意事项

(1)把握施针时机,切忌脓未成而滥施火针;脓成时,局部中软、应指,用注射器穿刺抽出脓液证实有脓方可用火针排脓。

(2)脓腔较小者火针排脓后不用服药;脓腔较大、有全身中毒症状者,应配合服用清热解毒中药或抗生素。

(3)脓腔较大者应做2个火针引流口,便于引流。

(4)2天后用20 ml无菌针管拔去针头,吸入生理盐水注入脓腔,反复冲洗,尽快使脓腔干净,以利于上皮组织生长。

(5)肛周脓肿和肛瘘是肛肠炎症病理过程的2个阶段,急性期表现为脓肿,慢性期表现为肛瘘。火针引流是在化脓阶段实施排脓、解除痛苦的方法,待炎症完全消散后,仅留有瘘管及火针引流口形成的肛瘘外口时,应择期行肛瘘切除手术。

(四)疗程与疗效

火针排脓操作时间短,损伤组织少,患者痛苦小;创面被火针烧成的Ⅲ度烧伤焦痂覆盖,不出血,焦痂脱落前,创面不会缩小,可保持引流通畅;创面小,愈合后仅留下绿豆粒大小的瘢痕,基本不损伤肛门的皮肤及外形。胡承晓使用火针排脓发治疗肛周脓肿患者 120 例,临床选取表现为脓肿已成、未破溃者为研究对象,予以火针引流治疗。患者自觉跳痛、剧痛随之消失,3 天后 120 例均红肿消退,留下一绿豆粒大小的引流口;10 天后 110 例创面愈合,10 例创面仍有少量渗出液。治疗效果良好。

二、中药外敷治疗早期浅部脓肿

(一)操作准备

备用无菌纱布和金黄膏(黄柏 60 g、川朴 25 g、天花粉 30 g、大黄 60 g、苍术 25 g、南星 25 g、白芷 60 g、甘草 25 g、苍术 25 g、姜黄 60 g 及陈皮 25 g,将这些药物研碎成细末,与 3‰凡士林一起配成软膏)。

(二)操作流程

根据患者脓肿位置取侧卧位,将脓肿部位置于肛门下方,暴露脓肿皮肤,将金黄膏均匀涂抹至患处,涂抹范围略广于红肿范围,外盖无菌纱布,胶布固定。每日 2 次,连续治疗一周。

(三)注意事项

(1)注意保暖,注意保护患者隐私。

(2)治疗过程中观察局部皮肤反应,如出现红疹、水疱、痒痛等过敏症状,需停止治疗。

(3)脓腔较大、有全身症状者,应配合服清热解毒中药或抗生素。

(4)局部肿痛或全身症状无缓解,并进一步加重者,需考虑手术治疗。

(四)疗程与疗效

金黄膏中大黄、天南星、姜黄等发挥活血散结、清热燥湿作用,还能消肿止痛;对感染以及真菌均有抑制作用,且操作方法较为简便,患者的接受程度高。彭裕升将早期肛周脓肿患者分为对照组(常规抗生素治疗)和观察组(金黄膏联合黄连解毒汤治疗),均连续治疗 1 周。结果显示,观察组患者疼痛开始缓解时间、疼痛明显缓解时间,以及疼痛消失时间均低于对照组,差异有统计学意义($P<0.05$)。观察组患者的治疗总有效率为 96.00%,明显高于对照组的 76.00%,差异有统计学意义($P<0.05$)。观察组患者的肛周脓肿化脓率为 8.00%,低于对照组的 28.00%,差异有统计学意义($P<0.05$)。

三、中药保留灌肠治疗早期深部脓肿

(一) 操作准备

准备治疗车、水温计、治疗盘、治疗碗、灌肠桶、肛管、棉签、液体石蜡、弯盘、纱布、治疗巾、中药液 100 ml(白芷、浙贝母、防风、赤芍、当归尾、甘草、皂角刺、穿山甲、天花粉、乳香、没药、陈皮各 10 g,金银花 25 g,浓煎)。嘱患者排空大、小便做好准备。

(二) 操作流程

患者取左侧卧位,松开衣裤,将裤脱至大腿上 1/2 处,膝盖屈曲。臀下用小枕垫高 10 cm,垫上治疗巾,注意保暖。将灌肠筒挂在输液架上,携至患者床旁。弯盘置于臀缘,液体石蜡润滑肛门。排气,夹紧水夹,左手分开臀部,右手持肛管插入,稍停片刻固定,松止水夹。调整滴数,询问患者对药液滴入的反应。药液滴完后,用止血钳夹紧肛管缓缓拔出,置弯盘内。分离肛管,用卫生纸轻轻按压肛门。嘱患者平卧 1 小时。灌肠操作每日 2 次,早晚各 1 次。

(三) 注意事项

(1) 在保留灌肠操作前,应了解病变的部位,以便掌握灌肠的卧位和肛管的卧位插入的深度。

(2) 灌肠前,应嘱患者先排便,肛管要细,插入要深,压力要低。

(3) 药液温度要适宜,一般为 39～41℃。

(4) 局部肿痛或全身症状无缓解,并进一步加重者,需考虑手术治疗。

(四) 疗程与疗效

中药保留灌肠是以中药药液或掺入散剂灌入肠道的方法,可以使药物直达病处,增强药物的吸收利用度。郑勇将 80 例肛周脓肿前驱期患者分为 2 组,试验组予仙方活命饮加减口服、灌肠,并配合抗生素治疗,对照 1 组予抗生素治疗,同时予肛泰栓纳肛,对照 2 组仙方活命饮加减口服,同时予肛泰栓纳肛。结果:总有效率试验组明显高于对照组($P<0.05$),表明仙方活命饮口服及灌肠联合抗生素对治疗肛周脓肿前驱期有显著疗效。

四、中药熏洗坐浴

(一) 操作准备

准备坐浴椅、消毒用的坐浴盆、38～40℃水、中药药液(黄柏、蛇床子、地肤子、虎杖、苦参、蒲公英、秦皮、鱼腥草、五倍子各30 g,浓煎100 ml)、纱布或干净的小毛巾。向患者解释坐浴的目的和方法,嘱患者排空大小便做好准备。

(二) 操作流程

煎好的中药加入温水中配置坐浴药液,温度以患者舒适为宜,一般为38~40℃。将坐浴盆放在坐浴椅上,协助患者脱裤至膝,先试水温,水温较高时先熏蒸,待水温适宜后嘱患者将肛门部浸在药液中20~30分钟,随时加热水以保持必要的温度。坐浴完毕后用毛巾擦干会阴部。每日熏洗坐浴2次,7日为1个疗程。

(三) 注意事项

(1) 坐浴药液温度不可过高,防止烫伤皮肤或加重患处肿痛。

(2) 坐浴水量不宜过多,一般以坐浴盆1/2满为宜,以免坐浴时外溢。

(3) 女性患者在经期、妊娠期、产后2周内,阴道出血和盆腔急性炎症期不宜坐浴。

(4) 坐浴过程中,注意观察患者面色和脉搏,如患者乏力、眩晕应停止坐浴;冬天应注意室温及保暖。

(四) 疗程与疗效

中药熏洗坐浴是将中药水煎为汤,借助蒸腾的药气对病变处进行熏灼,并趁热淋洗,通过药液本身的功效和药浴的温热作用达到治疗效果。冯明予采用托毒止痛方坐浴辅以中药内服治疗肛周脓肿酿脓期211例,治疗后局部肿痛症状均减轻,并加快脓肿成熟。李慧等将40例小儿早期肛周脓肿患者随机分为2组,对照组予抗生素抗感染治疗,试验组在对照组基础上加用复方黄柏液熏洗治疗。结果:总有效率试验组高于对照组,手术率也低于对照组($P<0.05$),表明复方黄柏液熏洗联合抗生素治疗小儿早期肛周脓肿安全经济,可取得较好疗效。

第五节 西医适宜治疗技术

穿刺抽脓术

(一) 操作准备

准备20 ml注射器、无菌棉球等。

(二)操作流程

确定好穿刺部位后,局部常规碘酒消毒,在针尖刺入脓腔抽出脓液后,保持注射器持续负压抽吸,在无脓液抽出后,保持负压拔出针头,无菌棉球按压止血。术后每日温水坐浴2次,口服抗生素药物3天。

(三)注意事项

(1)穿刺抽脓术的痊愈标准为肛周无疼痛,且无压痛,但部分硬结仍存在,是炎性反应所致。

(2)部分患者因脓液稠厚,穿刺抽吸后又有脓液生成,可再次穿刺抽脓。

(3)穿刺抽脓术主要针对低位肛周脓肿有较好疗效,如患者为高位肛周脓肿则易引流不畅,仍需在麻醉下行切开引流术,探查脓腔,彻底引流。

(四)疗程与疗效

穿刺抽脓术为微创术式,因脓腔减压后,原来的肛周肿胀、跳痛等症状会逐渐减轻,活动亦会较前轻松,随着脓液的流出疼痛会越来越轻。因脓液自然流出,组织损伤小,伤口愈合快,住院时间短。蒋波等用穿刺抽脓微创术治疗肛周脓肿取得良好效果,其肛周脓肿治愈时间治疗组均短于传统手术组。

参 考 文 献

[1] 张婧,王玉涛,孙庆.中医药治疗肝经郁热型浆细胞性乳腺炎研究进展[J].河北中医,2019,41(12):1909-1913.

[2] 符瑜亮,蔡穗东,关业宁.骨牵引联合中药治疗老年性股骨粗隆间骨折临床疗效及对患者骨代谢、凝血指标的影响[J].河北中医,2019,41(12):1854-1858.

[3] 王斌.PFNA术对股骨粗隆间骨折患者髋关节功能的影响[J].中国继续医学教育,2019,11(36):88-90.

[4] 钱重阳,杜瑞利.微创置钉治疗无神经损伤胸腰椎骨折患者的疗效[J].临床与病理杂志,2019,39(12):2752-2759.

[5] 刘进梅,周文艳.ICAM-1、NF-κBp65、sICAM-1检测用于浆细胞性乳腺炎诊断价值评价[J].医学食疗与健康,2019,(18):3-5.

[6] 张天龙,赵继荣,陈祁青,等.基于RS-fMRI功能连接分析方法探讨腰椎间盘突出症致慢性腰腿痛脑机制的研究进展[J].中国医学物理学杂志,2019,36(12):1421-1426.

[7] 王楠竹,侯陆嵘,翟茂雄.乳腺炎与乳腺癌的MRI诊断与鉴别研究[J].中国医疗器械信息,2019,25(24):46-47.

[8] 华伟伟,葛天明.MRI和CT在腰椎间盘突出诊断中的应用效果比较[J].智慧健康,2019,5(36):5-6.

[9] 鲁林源,曹永清.肛周脓肿的国内外临床研究进展[J].现代医学,2018,46(11):1317-1320.

[10] 黄君华.浆细胞性乳腺炎185例临床分析[J].实用临床医学,2018,19(10):33-35.

[11] 卞志方.腰椎间盘突出症的CT及MR诊断价值比较分析[J].世界最新医学信息文摘,2017,17(A4):186-189.

[12] 汤国庆,张征石,陈吉,等.单侧和双侧椎弓根螺钉固定经椎间孔椎体间融合术治疗椎间盘突出症伴腰椎不稳的疗效比较[J].临床骨科杂志,2017,20(06):665-667,672.

[13] 陈春江.中西医结合交锁髓内针治疗胫腓骨中下段骨折的疗效观察[J].中西医结合心血管病电子杂志,2015,3(35):151.

[14] 贾杰海,张静,乔晋琳.中医药治疗腰肌劳损研究进展[J].亚太传统医药,2016,12(12):70-72.

[15] 韩玲.不同针刺方法对慢性腰肌劳损治疗作用的临床研究[C].中国中药杂志2015/专

集:基层医疗机构从业人员科技论文写作培训会议论文集.中国中药杂志社,2016:141-142.

[16] 郑德锋,徐福.近5年针灸治疗慢性腰肌劳损的临床研究进展[J].黑龙江中医药,2015,44(04):80-81.

[17] 胡占起,李师.应用Salmon's law指导治疗肛周脓肿31例临床疗效观察[J].结直肠肛门外科,2014,20(06):376-377.

图书在版编目(CIP)数据

社区中西医外科适宜诊疗技术手册/朱吉,马恰恰主编. —上海:复旦大学出版社,2020.5
ISBN 978-7-309-14963-0

Ⅰ.①社… Ⅱ.①朱… ②马… Ⅲ.①外科-疾病-中西医结合-诊疗-技术手册 Ⅳ.①R6-62

中国版本图书馆 CIP 数据核字(2020)第 051864 号

社区中西医外科适宜诊疗技术手册
朱 吉 马恰恰 主编
责任编辑/傅淑娟

复旦大学出版社有限公司出版发行
上海市国权路 579 号 邮编:200433
网址: fupnet@fudanpress.com http://www.fudanpress.com
门市零售:86-21-65102580 团体订购:86-21-65104505
外埠邮购:86-21-65642846 出版部电话:86-21-65642845
上海春秋印刷厂

开本 787×960 1/16 印张 9.5 字数 150 千
2020 年 5 月第 1 版第 1 次印刷

ISBN 978-7-309-14963-0/R·1806
定价:35.00 元

如有印装质量问题,请向复旦大学出版社有限公司出版部调换。
版权所有　侵权必究